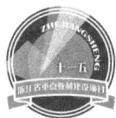

高职高专工学结合教改规划教材系列

浙江省"十一五"重点教材建设项目

康复治疗实训教程

主　编　石君杰

副主编　徐琳峰　沈　晴

主　审　叶祥明

ZHEJIANG UNIVERSITY PRESS

浙江大学出版社

图书在版编目(CIP)数据

康复治疗实训教程/石君杰主编. 一杭州：浙江大学出版社，2012.6(2025.2 重印)

ISBN 978-7-308-10192-9

Ⅰ.①康… Ⅱ.①石… Ⅲ.①康复医学—高等学校—教材 Ⅳ.①R49

中国版本图书馆 CIP 数据核字（2012）第 144892 号

康复治疗实训教程

主编　石君杰

丛书策划	阮海潮(ruanhc@zju.edu.cn)
责任编辑	阮海潮
封面设计	姚燕鸣
出版发行	浙江大学出版社
	（杭州市天目山路 148 号　邮政编码 310007）
	（网址：http://www.zjupress.com）
排　　版	杭州大漠照排印刷有限公司
印　　刷	浙江新华数码印务有限公司
开　　本	787mm×1092mm　1/16
印　　张	11.5
字　　数	308 千
版 印 次	2012 年 6 月第 1 版　2025 年 2 月第 4 次印刷
书　　号	ISBN 978-7-308-10192-9
定　　价	30.00 元

内容简介

本教材是浙江省"十一五"重点教材建设项目。

本教材内容主要涉及康复治疗专业实践教学中的主要技能,包括康复治疗基础技能、康复功能评定技能、物理治疗技能、作业治疗技能、言语治疗技能、中医康复技能、临床疾病康复综合技能等,每项技能实训均包括目的、准备、操作步骤、注意事项、思考题等,注重与理论教材内容相配套,与实训教学大纲相吻合,力求实现实训项目系列化、规范化,突出针对康复治疗技术岗位的职业素质和职业能力培养。

本教材可供康复治疗专业及其他相关医学类专业使用,也可作为临床康复治疗技术人员的岗位培训参考用书。

《康复治疗实训教程》
编写人员名单

主　　编　　石君杰

副 主 编　　徐琳峰　沈　晴

主　　审　　叶祥明

编　　委　　（以姓氏拼音为序）

　　　　　　黄玲芬（浙江省残疾人康复指导中心）

　　　　　　黄　霞（浙江民政康复中心）

　　　　　　姬长勐（武警浙江总队杭州医院）

　　　　　　蒋　磊（浙江中医药大学）

　　　　　　李厥宝（浙江省人民医院）

　　　　　　梅诗雪（丽水市人民医院）

　　　　　　沈　晴（杭州医学院）

　　　　　　石君杰（杭州医学院）

　　　　　　施晓倩（杭州医学院）

　　　　　　宋李亚（杭州市下沙医院）

　　　　　　王方园（杭州市第三人民医院）

　　　　　　王　然（新加坡圣路加医院）

　　　　　　徐发莹（杭州医学院）

　　　　　　徐琳峰（杭州医学院）

　　　　　　赵健乐（武警浙江总队杭州医院）

　　　　　　周　亮（浙江省人民医院）

前　　言

近年来国内康复治疗技术专业发展迅速。通过调研国内各高职高专院校康复治疗技术专业教材发现，缺少系统、规范、综合性的康复治疗技能实训指导教材。为进一步突出"以能力和素质为本位"的高职高专教育理念，康复治疗技术专业急需一本兼顾不同治疗技术技能和疾病康复综合技能的系统、规范、综合的实训指导教材。

本教材将人体运动学等职业基础课程和康复功能评定技术、物理治疗技术、作业治疗技术、言语治疗技术、中医康复技术、临床康复综合技术等职业核心课程的实训内容有机整合，使之更加规范和系统；遵循高职高专学生的认知规律，由浅入深设置实训教学项目；在编写内容的选择上，紧紧围绕高职高专院校康复治疗技术专业技能型人才的培养目标和要求，坚持"以能力和素质为本位"和与卫生部"康复治疗技术专业人才准入标准"接轨的原则，注重实践技能训练和职业能力的培养，注重与实习、就业岗位实现零距离接轨，同时兼顾职业技能大赛和职业上岗的技能培训。

本教材由长期从事康复治疗技术专业教学的教师和来自行业的具有丰富实践经验的康复治疗师共同编写，杭州医学院康复治疗技术专业带头人、浙江省人民医院康复医学科叶祥明主任进行了认真的审阅。该教材的编写出版，将为国内同类高职高专院校康复治疗技术专业的实践教学改革奠定良好的基础，促进"工学结合"实践教学体系的建设，促进实用型高素质康复治疗技术人才的培养。

由于编写的时间比较仓促，编者的能力和水平有限，难免有疏漏或不当之处，恳请广大读者批评指正。

编　者

目　　录

第一章　康复治疗基本技能

实训一　肩关节运动分析

【目的与要求】

1. 掌握肩部的主要骨性标志。
2. 掌握肩部肌肉的形态、位置、起止点以及在运动中的作用。
3. 熟悉肩肱节律的意义。

【学时】

4 学时

【准备】

1. 用物准备：肩关节模型、人体骨骼模型、人体肌肉模型、画笔等。
2. 模特体位舒适，情绪稳定，充分暴露肩部皮肤。

【操作步骤】

1. 观察肩部的骨性标志
(1) 锁骨：胸骨端、肩峰端。
(2) 肩胛骨：肩胛冈、肩峰、肩胛骨下角、喙突、盂肱关节间隙。
2. 上肢带关节运动
(1) 左手触摸右侧肩胛骨下角，做耸肩运动时肩胛骨上提；还原时肩胛骨下降。
(2) 左手触摸右侧肩胛骨内侧缘，做含胸动作时，肩胛骨做前伸运动；扩胸时则后缩。
(3) 左手触摸右侧肩胛骨下角，右臂外展至 180°时，肩胛骨做上回旋运动；右臂由外展上举位至内收运动时，肩胛骨做下回旋运动。
3. 盂肱关节运动
(1) 站立，做臂前、后摆动（或跑步的前、后摆臂），前摆为屈，后摆为伸。
(2) 由正常解剖学体位做两臂向侧举至上举位，即上臂绕肩关节外展运动；还原动作为内收运动。
(3) 做两臂向前向内旋动（或乒乓球正手拉弧圈球），即上臂绕肩关节旋内运动；两臂向后向外旋动（或乒乓球反手拉弧圈球），则为旋外运动。

（4）做两臂由侧平举至前平举（或掷铁饼出手动作），即上臂绕肩关节水平屈；由前平举至侧平举的扩胸动作（或掷铁饼预摆动作），则为水平伸。

（5）做直臂绕环运动，即上臂绕肩关节环转。

4. 体会上肢带关节运动与肩关节运动的相互关系

左手触扪右侧肩胛骨，当右侧肩关节外展运动时，体会肩胛骨伴随上回旋运动；当肩关节屈运动时，体会肩胛骨伴随前伸并上回旋运动；当肩关节旋内、旋外（或水平屈、水平伸）运动时，体会肩胛骨分别伴随前伸和后缩运动。当肩胛骨伴随运动的幅度加大时，可发现肩关节运动幅度加大。理解肩肱节律的意义。当用手扣住肩胛冈上部，限制肩胛骨上回旋活动，主动或被动运动上臂，观察能达到的活动范围和未固定前的区别。

5. 观察、触扪上肢肌肉

（1）观察斜方肌：模特脱下上衣，两臂悬垂维持用力扩胸动作，可在其颈背部观察到一侧斜方肌的三角形形状，两侧为斜方形。

（2）观察三角肌：一臂外展，另一手触扪外展手臂肩部外侧紧张的肌肉，即是肩关节上部的三角肌。

（3）观察胸大肌：上臂紧贴躯干侧面，用力内收，此时可在胸廓前外上方触扪到紧张的胸大肌。将手臂伸直放在桌面上（手掌向下贴桌面），用力下压动作，此时可触扪到胸大肌的腹部肌纤维紧张。反之，当由桌下向上用力时，可触扪到胸大肌的锁骨部肌肉紧张。

（4）观察肱二头肌和肱三头肌：用力屈肘，可在上臂前面观察并触扪到隆起紧张的肱二头肌。用力伸肘时，可在上臂后面观察并触扪到肱三头肌隆起且紧张的长头、外侧头和内侧头的肌腹。

（5）观察背阔肌：双侧手臂同时向后下支撑床面，可扪到背阔肌肌腹。

（6）观察前踞肌：坐位，做拉弹力带前上举动作，可在体侧观察到前踞肌的肌腹和附着点，类似肋骨，明显可见。当此肌瘫痪时，肩胛骨下角离开胸廓而突出于皮下，出现"翼状肩"（图1-1-1）。

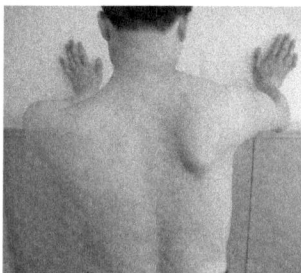

图1-1-1 翼状肩

【思考题】

1. 肩部运动时，共有多少关节（包括功能性的关节）参与了运动？

2. "翼状肩"、"方肩"、"塌肩"分别与哪支神经以及对应的肌肉相关？

3. 如何理解肩肱节律的含义？

实训二 肘、腕、手关节运动分析

【目的与要求】

1. 掌握肘、腕、手部的骨性标志。

2. 掌握前臂以及手部肌肉的形态、位置以及在运动中的作用。

3. 熟悉上肢关节的运动。

【学时】

4 学时

【准备】

1. 用物准备：肘、腕以及手部模型、人体骨骼模型、人体肌肉模型、画笔等。
2. 模特体位舒适,情绪稳定,充分暴露肘、腕、手部的皮肤。

【操作步骤】

1. 观察肘、腕、手部主要的骨性标志
（1）鹰嘴、肱骨内上髁、肱骨外上髁、桡骨头。
（2）尺骨头、尺骨茎突、桡骨茎突、腕骨、掌骨、指骨。
2. 肘关节运动
手持物体做弯举动作,即肘关节屈运动;还原动作则为伸。屈肘 90°(以右侧为例)做逆时针(即松螺丝)旋转时,即前臂旋前;顺时针(即紧螺丝)旋转时,则为旋后。
3. 桡腕关节运动
手持笔做屈腕和翻腕,屈腕即为手绕桡腕关节屈;翻腕则为伸。做立掌动作时,即为外展;劈掌则为内收。手做绕环运动(或跳绳时的摇绳动作)时,即为环转。
4. 腕和手的运动。
背伸与握拳;掌屈与伸指;伸指与手指的外展、屈指与手指的内收;有力握与精细握。
5. 观察、触扪上肢肌肉
（1）前臂中立位抗阻屈肘时,可在肘关节外侧下方观察并触扪到肱桡肌肌腹。
（2）握拳用力屈腕时,可在腕关节掌侧正中观察并触扪到位于桡侧的桡侧腕屈肌肌腱,位于中央偏尺侧细长的掌长肌肌腱、紧贴掌长肌肌腱尺侧的指浅屈肌肌腱和尺侧的尺侧腕屈肌肌腱。
（3）用力翘起拇指时,可在腕关节外侧背面至拇腕掌关节后面观察并触扪到外侧的拇短伸肌肌腱及内侧的拇长伸肌肌腱。
（4）用力伸腕、伸指,可观察并触扪到指伸肌肌腱,该肌肌腱自腕部向手指端分成 4 个肌腱分别至示指、中指、环指和小指。

【思考题】

1. 在上肢活动中,肘关节为什么不能做外展、内收运动?
2. 为什么前臂的旋前、旋后运动必须是桡尺近侧关节和远侧关节的联合运动?
3. 以一个手指分别固定第 2～5 指的中节指骨,活动各自的远节指骨,观察能否单独活动一个手指而不累及其他手指? 如果不固定第 2～5 指的中节指骨,各指的远节指骨能否单独运动? 为什么?
4. 充分屈指后,再屈腕,会有什么现象? 原因是什么?

实训三　下肢关节运动分析(一)

【目的与要求】

1. 掌握骨盆和髋部的主要骨性标志。
2. 掌握髋部肌肉的形态、位置以及在运动中的作用。

【学时】

4 学时

【准备】

1. 用物准备：骨盆以及髋关节模型、人体骨骼模型、人体肌肉模型、画笔等。
2. 模特体位舒适，情绪稳定，充分暴露髋部的皮肤。

【操作步骤】

1. 观察骨盆、髋部主要的骨性标志
(1) 双侧髂嵴、髂前上棘、髂后上棘、耻骨联合、坐骨结节。
(2) 大转子、股骨内上髁、股骨外上髁。
2. 骨盆运动
(1) 站立位，做体前屈、后伸动作。前屈即骨盆前倾，后伸即骨盆后倾。
(2) 站立位，做左、右体侧屈动作，即为骨盆左、右侧倾。
(3) 站立位，做体环转动作，即为骨盆左、右转动。
(4) 站立位，做腰环转动作，即为骨盆的环转运动。
3. 髋关节运动
(1) 做前、后摆腿动作，即为大腿绕髋关节屈、伸运动。
(2) 做向侧方摆腿动作，即为髋关节外展，还原动作为内收。
(3) 从解剖学标准姿势站立位转为"立正"姿势，然后再恢复解剖学标准姿势，前者为旋外运动，后者为旋内运动。
(4) 做脚尖画圈动作，此为大腿绕髋关节做环转运动。
(5) 观察大腿内侧肌群：大腿做抗阻内收动作，内收肌群可在大腿内侧从耻骨到大腿远侧范围内看到和触及。
4. 观察、触扪髋部表层肌肉。
(1) 观察和触扪阔筋膜张肌：保持高抬腿姿势，此时髋关节屈，可在髋关节前外侧上方触扪到隆起的阔筋膜张肌的肌腹。站立位，膝关节用力伸直，可在大腿外侧触扪到由于阔筋膜张肌收缩被拉紧的髂胫束。
(2) 观察和触扪股四头肌：保持伸膝、屈髋姿势，此时在大腿前面触扪到内侧的股内肌、外侧的股外肌以及前面正中隆起的股直肌。

（3）观察和触扪臀大肌：向后摆腿，然后制动，保持髋关节伸位，此时可在臀部触扪到紧张的臀大肌。

（4）观察和触扪股后肌群：单腿站立，非支撑腿屈小腿，此时可在大腿后面触扪到外侧的股二头肌和内侧的半腱肌肌腹。

【思考题】

1. 试述肩关节和髋关节在结构和功能上的相同点和不同点。

2. 分别测量搭档髋关节伸膝位和屈膝位的屈曲角度，并试述两种体位测得屈髋角度差异的原因。

3. 简述双关节肌"主动不足"、"被动不足"对活动度和肌力的影响。

实训四　下肢关节运动分析（二）

【目的与要求】

1. 掌握膝部和踝、足部主要的骨性标志。
2. 掌握小腿肌肉的形态、位置以及在运动中的作用。
3. 熟悉下肢关节的运动。

【学时】

4 学时

【准备】

1. 用物准备：骨盆以及膝关节模型、足部模型、人体骨骼模型、人体肌肉模型、画笔等。
2. 模特体位舒适，情绪稳定，充分暴露髋部与下肢的皮肤。

【操作步骤】

1. 观察主要的骨性标志

（1）胫骨粗隆、腓骨头、髌骨。

（2）内踝、外踝、跟骨载距突、舟骨粗隆、跟骨、距骨、第一跖骨粗隆、第五跖骨粗隆、骰骨、楔骨。

2. 膝关节运动

（1）做正足背踢球的预摆和踢球动作，预摆小腿绕膝关节屈，踢球小腿绕膝关节伸。

（2）分别做外足背踢球和内足背踢球，前者为膝关节屈位的旋内，后者则为旋外。

3. 足的运动

（1）做足"伸直"和勾脚动作，前者为足跖屈，后者为足背屈。

（2）做内、外足背踢球预备姿势，前者为足外翻，后者为足内翻。

（3）足"伸直"和勾脚，比较足外展、内收动作的幅度差异。

4. 观察、触扪小腿表层肌肉

（1）在提踵时，可在小腿后面观察并触扪到腓肠肌的内、外侧头肌腹。另外在踝关节后方可观察并扪到强大的跟腱。

（2）在用力勾脚尖时，可在小腿前面、胫骨外侧观察并扪到胫骨前肌肌腹。

【思考题】

1. 试将小腿肌肉按动作功能分群。

2. 简述足弓的构成，并说明在正常人体，体重在足部的分配情况。

3. 下肢的双关节肌有哪些？简述这些肌肉的功能。

4. 为什么勾脚时足的外展、内收几乎不能做？

（沈　晴　蒋　磊　石君杰）

第二章　康复功能评定技能

实训一　关节活动度评定

【目的与要求】

1. 掌握人体主要关节活动度的测量方法。

2. 掌握关节活动度评定的临床应用：确定是否有关节活动受限；确定活动受限的程度和范围；分析影响关节活动的原因；为制订康复训练计划和方法提供客观依据；评价关节活动度训练效果。

3. 熟悉关节活动度测量的注意事项。

【学时】

3学时

【准备】

1. 用物准备：通用量角器（图2-1-1）、直尺、治疗床等。

2. 患者（模特）体位舒适、情绪稳定、充分暴露测量部位。

【操作步骤】

1. 检查用物：检查实训用具是否齐全；向学生展示量角器，了解量角器的部位：轴心、固定臂、移动臂。

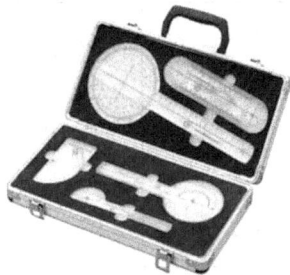

图2-1-1　通用量角器

2. 确定人体相应测量关节的轴心、固定臂、移动臂。

3. 量角器的轴心对准关节轴心，固定臂与构成关节的近端骨纵轴平行，移动臂与构成关节的远端骨纵轴平行。

4. 嘱患者活动，轴心和固定臂保持固定，记录移动臂移动的角度，即为主动关节活动度。

5. 测量上肢主要关节活动度，见表2-1-1。

表 2-1-1　上肢主要关节活动度的测量

关节	运动	受检者体位	量角器放置方法			正常值
			轴心	固定臂	移动臂	
肩	屈曲伸展	坐位或立位,臂置于体侧,肘伸展	肩峰	与腋中线平行	与肱骨纵轴平行	屈 0°～180°伸 0°～50°
	外展内收	坐位或立位,臂置于体侧,肘伸直	肩峰	过肩峰的垂线	与肱骨纵轴平行	外展 0°～180°内收 0°～75°
	内旋外旋	坐位或仰卧位,肩外展 90°,肘屈 90°,前臂中立位	鹰嘴	过鹰嘴与地面平行	与前臂纵轴平行	外旋 0°～90°内旋 0°～70°/90°
肘	屈曲伸展	仰卧位或坐位或立位,前臂解剖位	肱骨外上髁	与肱骨纵轴平行	与桡骨纵轴平行	屈曲 0°～150°过伸 0°～10°
桡尺	旋前旋后	立位或坐位,上臂置于体侧,肘屈 90°,前臂中立位	中指指尖	与地面垂直	与伸展的拇指掌面平行	各 0°～90°
腕	掌屈背伸	坐位或立位,前臂完全旋前	尺骨茎突	与前臂纵轴平行	与第五掌骨纵轴平行	屈 0°～90°伸 0°～70°
	尺偏桡偏	坐位,肘、前臂旋前,腕中立位	腕背侧中点	前臂背侧中线	与第三掌骨纵轴平行	桡偏 0°～25°尺偏 0°～55°

6. 测量手指关节活动度,见表 2-1-2。

表 2-1-2　手指关节活动度的测量

关节	运动	受检者体位	量角器放置方法			正常值
			轴心	固定臂	移动臂	
拇指	内收外展	腕中立位,食指伸展	第一掌指关节	与食指纵轴平行	与拇指纵轴平行	内收 0°外展 0°～60°
	掌侧内收、掌侧外展	同上	同上	与食指纵轴平行	与拇指纵轴平行	掌侧内收 0°掌侧外展 0°～90°
	掌指关节屈、伸	腕中立位,拇指伸展	掌指关节	与第一掌骨平行	与第一指骨平行	屈 0°～30°过伸 0°～10°
	指间关节屈、伸	同上	指间关节	与第一指骨平行	与末节指骨平行	屈 0°～80°过伸 0°～10°
掌指	屈、伸	坐位,腕中立位	掌指关节	与掌骨纵轴平行	与近端指骨平行	屈 0°～90°伸 0°～20°
指间	近端屈、伸	坐位,腕中立位	近端指间关节	近节指骨	中节指骨	屈 0°～100°伸 0°
	远端屈、伸	坐位,腕中立位	远端指间关节	中节指骨	远节指骨	屈 0°～80°伸 0°

7. 测量下肢主要关节活动度,见表2-1-3。

表2-1-3　下肢主要关节活动度的测量

关节	运动	受检体位	量角器放置方法			正常值
			轴心	固定臂	移动臂	
髋	屈曲	仰卧	股骨大转子	与身体纵轴平行	与股骨纵轴平行	0°～125°
	伸展	俯卧或侧卧,被测下肢在上	同上	同上	同上	0°～15°
	内收外展	仰卧	髂前上棘	左右髂前上棘连线的垂直线	股骨纵轴	0°～45°
	内旋外旋	坐位,两小腿于床缘外下垂	髌骨下端	与地面垂直	与胫骨纵轴平行	0°～45°
膝	屈曲伸展	俯卧、侧卧或坐在椅子边缘	股骨外侧髁	与股骨纵轴平行	与胫骨纵轴平行	屈0°～135°伸0°
踝	背屈跖屈	侧卧,踝处于中立位	腓骨纵轴线与足外缘交叉处	与腓骨纵轴平行	与第五跖骨纵轴平行	背屈0°～20°跖屈0°～50°
	内翻外翻	坐位,踝关节中立位	两轴交点	小腿纵轴的垂线	移动的足底面(足横轴)	内翻0°～30°外翻0°～20°

【注意事项】

1. 在正确体位下检查,严格操作,充分暴露受检关节。

2. 同一患者应由专人测量,每次测量应取相同位置,并进行健侧、患侧比较。

3. 关节的主动运动范围与被动运动范围不一致时,提示有关节外的肌肉瘫痪、肌腱挛缩或粘连等问题存在,应以关节被动活动的范围为准,或同时记录主动及被动时的关节活动范围。先检查主动活动范围,后检查被动活动范围。

4. 测量时要固定好量角器,轴心对准关节中心或规定的标志点,关节活动时要防止其固定臂移动。

5. 避免在推拿、运动及其他康复治疗后立即进行检查。

【思考题】

1. 导致关节活动度异常的常见原因有哪些?

2. 正常肩、肘、腕、髋、膝、踝关节活动的角度是多少?

实训二　徒手肌力评定

【目的与要求】

1. 掌握徒手肌力评定的操作方法。

2. 掌握徒手肌力评定的临床应用：确定是否有肌力下降；确定肌力下降的程度和范围；分析肌力下降的原因；为制订康复训练计划和方法提供客观依据；评价肌力训练效果。

3. 熟悉徒手肌力评定的注意事项。

【学时】

3 学时

【准备】

1. 用物准备：治疗床、凳子、滑板、悬吊装置、握力计、捏力计、背力计等。
2. 患者(模特)体位舒适，情绪稳定。

【操作步骤】

1. 让患者采取标准受试体位，对受试肌肉作标准的测定动作，观察该肌肉完成受试动作的能力，必要时由测试者用手施加阻力或助力，判断该肌肉的收缩力量。

2. 结果及记录：将测定肌肉的力量分为 0、1、2、3、4、5 级，见表 2-2-1。

表 2-2-1　肌力评级标准

分　　级	评级标准
0	受试肌肉无收缩
1	肌肉有收缩，但不能使关节活动
2	肌肉收缩能使肢体在去除重力条件下做关节全范围活动
3	肌肉收缩能使肢体在抵抗重力条件做关节全范围活动，但不能抵抗外加阻力
4	肌肉收缩能使肢体抵抗重力和部分外加阻力
5	肌肉收缩能使肢体活动抵抗重力和充分抵抗外加阻力

3. 上肢主要肌肉肌力评定方法，见表 2-2-2。

表 2-2-2　上肢主要肌肉的徒手肌力评定方法

关节	运动	主动肌	神经支配	评　　定
肩	前屈	三角肌前部纤维喙肱肌	腋神经 C5-6 肌皮神经 C7	5、4 级　坐位或仰卧，检查者一手固定肩胛、一手在肱骨远端施加阻力，患者能抵抗充分阻力(5 级)或中等阻力(4 级)完成肩前屈； 3 级　坐位或仰卧，掌心向下，患者能在无阻力情况下完成肩关节前屈； 2 级　对侧卧位，悬挂上肢能前屈达全 ROM； 1、0 级　对侧卧位，无关节活动，在肩关节前方触及肌肉收缩为 1 级，未触及肌肉收缩为 0 级

续　表

关节	运动	主动肌	神经支配	评　定
肩	后伸	背阔肌 大圆肌 三角肌后部	臂丛后束 C6-8 肩胛下神经 C6 腋神经 C5	5、4 级　坐位,检查者一手固定肩胛、一手在肱骨远端施加阻力,患者能抵抗充分阻力(5 级)或中等阻力(4 级)完成肩后伸; 3 级　坐位,掌心向下,能在无阻力情况下完成肩关节后伸; 2 级　对侧卧位,悬挂上肢能后伸达全 ROM; 1、0 级　对侧卧位,无关节活动,在肩关节后方触及肌肉收缩为 1 级,未触及肌肉收缩为 0 级
	外展	三角肌中部 冈上肌	腋神经 C5 肩胛上神经 C5	5、4 级　俯卧位,检查者一手固定肩胛、一手在肱骨远端施加阻力,患者能抵抗充分阻力(5级)或中等阻力(4 级)完成肩外展; 3 级　俯卧位,掌心向上,能在无阻力情况下完成肩关节外展; 2 级　仰卧位,悬挂上肢(或置于床面)能外展达全 ROM; 1、0 级　仰卧位,无关节活动,在肩关节外侧触及肌肉收缩为 1 级,未触及肌肉收缩为 0 级
	内旋	肩胛下肌 胸大肌 背阔肌 大圆肌	肩胛下神经 C6 胸内外侧神经 C5-T1 胸背神经 C6-8 肩胛下神经 C6	5、4 级　俯卧位,检查者一手固定肩胛、一手在前臂远端施加阻力,患者能抵抗充分阻力(5级)或中等阻力(4 级)完成肩内旋全 ROM; 3 级　俯卧位,肩外展 90°,上臂放于检查台上,肘关节屈曲,前臂下垂于台缘,肩内旋达全 ROM; 2 级　俯卧位,上肢(肘关节伸展)垂于床沿,内旋达全 ROM;或同 3 级体位,完成部分 ROM; 1、0 级　俯卧位,无关节活动,在肩胛外侧触及肌肉收缩为 1 级,未触及肌肉收缩为 0 级
	外旋	冈下肌 小圆肌	肩胛上神经 C5 腋神经 C5	5、4 级　俯卧位,检查者一手固定肩胛、一手在前臂远端施加阻力,患者能抵抗充分阻力(5级)或中等阻力(4 级)完成肩外旋全 ROM; 3 级　俯卧位,肩外展 90°,上臂放于检查台上,肘关节屈曲,前臂下垂于台缘,肩外旋达全 ROM; 2 级　俯卧位,上肢(肘关节伸展)垂于床沿,外旋达全 ROM;或同 3 级体位,完成部分 ROM; 1、0 级　俯卧位,无关节活动,在冈下窝触及肌肉收缩为 1 级,未触及肌肉收缩为 0 级

续　表

关节	运动	主动肌	神经支配	评　定
肘	屈曲	肱二头肌 肱桡肌 肱肌	肌皮神经 C5-6 桡神经 C5-6	5、4 级　坐位,肩关节 0°位,检查者一手固定上臂、一手在前臂远端施加阻力,患者能抵抗充分阻力(5级)或中等阻力(4级)完成肘屈曲; 3 级　坐位,肩关节 0°位,测肱二头肌时前臂旋后,测肱桡肌时前臂旋前,肘屈曲达全 ROM; 2 级　坐位,肩外展 90°,悬挂前臂,屈曲达全 ROM; 1、0 级　坐位,肩外展 90°,无关节活动,在上臂内侧触及肌肉收缩为 1 级,未触及肌肉收缩为 0 级
肘	伸展	肱三头肌	桡神经 C6-8	5、4 级　仰卧位,肩关节前屈 90°,屈肘,检查者一手固定上臂远端、一手在前臂远端施加阻力,患者能抵抗充分阻力(5级)或中等阻力(4级)完成肘伸展; 3 级　仰卧位,肩关节前屈 90°,屈肘,固定上臂,伸展达全 ROM; 2 级　坐位,肩外展 90°,悬挂前臂,屈肘,伸展达全 ROM; 1、0 级　坐位,肩外展 90°,悬挂前臂,无关节活动,在上臂后侧触及肌肉收缩为 1 级,未触及肌肉收缩为 0 级
桡尺	旋后	肱二头肌 旋后肌	肌皮神经 C5-6 桡神经 C6	5、4 级　坐位,肩 0°,肘屈 90°,检查者一手固定肘关节、一手在前臂远端背桡侧施加阻力,患者能抵抗充分阻力(5级)或中等阻力(4级)完成旋后; 3 级　坐位,肩 0°位,肘屈 90°,前臂由旋前位做旋后达全 ROM; 2 级　坐位,肩外展 90°,托住肘关节,前臂悬垂,旋后达全 ROM,或同 3 级体位,完成部分 ROM; 1、0 级　坐位,肩外展 90°,无关节活动,在肘下方触及肌肉收缩为 1 级,未触及肌肉收缩为 0 级
桡尺	旋前	旋前圆肌 旋前方肌	正中神经 C6 骨间神经 C8-T1	5、4 级　坐位,肩 0°位,肘屈 90°,检查者一手固定肘关节、一手在前臂远端掌桡侧施加阻力,患者能抵抗充分阻力(5级)或中等阻力(4级)完成旋前; 3 级　坐位,肩 0°位,肘屈 90°,前臂由旋后位做旋前达全 ROM; 2 级　坐位,肩外展 90°,托住肘关节前臂悬垂,旋前达全 ROM,或同 3 级体位,完成部分 ROM; 1、0 级　坐位,无关节活动,在肘下方触及肌肉收缩为 1 级,未触及肌肉收缩为 0 级

关节	运动	主动肌	神经支配	评　　定
腕	掌屈	尺侧腕屈肌 桡侧腕屈肌	尺神经 C8 正中神经 C6	5、4 级　坐位,前臂旋后置于检查台上,检查者一手固定前臂,一手在掌骨远端掌侧施加阻力,患者能抵抗充分阻力(5 级)或中等阻力(4级)完成掌屈; 3 级　坐位,前臂旋后置于检查台上,固定前臂,腕掌屈达全 ROM; 2 级　坐位,前臂中立位置于检查台上面,掌屈达全 ROM; 1、0 级　坐位,前臂中立位置于检查台上,无关节活动,在前臂掌侧触及肌肉收缩为 1 级,未触及肌肉收缩为 0 级
	背伸	尺侧腕伸肌 桡侧腕伸肌	桡神经 C6 桡神经 C6-7	5、4 级　坐位,前臂旋前置于检查台上,检查者一手固定前臂,一手在掌骨远端背侧施加阻力,患者能抵抗充分阻力(5 级)或中等阻力(4级)完成背伸; 3 级　坐位,前臂旋前置于检查台上,固定前臂,腕背伸达全 ROM; 2 级　坐位,前臂中立位置于检查台上,背伸达全 ROM; 1、0 级　坐位,前臂中立位置于检查台上,无关节活动,在前臂背侧触及肌肉收缩为 1 级,未触及肌肉收缩为 0 级

4. 下肢主要肌肉肌力评定方法,见表 2-2-3。

表 2-2-3　下肢主要肌肉的徒手肌力评定

关节	运动	主动肌	神经支配	评　　定
髋	屈曲	髂腰肌	腰神经 L2	5、4 级　坐位或仰卧位,检查者一手固定骨盆、一手在股骨远端施加阻力,患者能抵抗充分阻力(5 级)或中等阻力(4 级)完成髋屈曲; 3 级　坐位或仰卧位,小腿垂于床缘,髋关节屈曲达全 ROM; 2 级　侧卧位,悬挂下肢能屈曲髋关节达全 ROM; 1、0 级　仰卧位,无关节活动,腹股沟韧带外上方触及肌肉收缩为 1 级,未触及肌肉收缩为0 级

续　表

关节	运动	主动肌	神经支配	评　定
髋	伸展	臀大肌	臀下神经	5、4 级　俯卧位,检查者一手固定骨盆、一手在股骨远端施加阻力,患者能抵抗充分阻力(5级)或中等阻力(4级)完成髋伸展; 3 级　俯卧位,髋关节伸展达全 ROM; 2 级　俯卧位,悬挂下肢能伸展达全 ROM; 1、0 级　俯卧位,无关节活动,在臀部突起处触及肌肉收缩为 1 级,未触及肌肉收缩为 0 级
	外展	臀中肌	臀上神经 L4 - S1	5、4 级　对侧卧位,检查者一手固定骨盆、一手在股骨远端施加阻力,患者能抵抗充分阻力(5级)或中等阻力(4级)完成髋外展; 3 级　对侧卧位,髋关节外展达全 ROM; 2 级　仰卧位,悬挂下肢(或置于床面)能外展达全 ROM; 1、0 级　体位同上,无关节活动,在髋外侧触及肌肉收缩为 1 级,未触及肌肉收缩为 0 级
	内收	长收肌 短收肌 大收肌	闭孔神经 L2 - 4	5、4 级　同侧卧位,检查者一手在股骨远端施加阻力,患者能抵抗充分阻力(5 级)或中等阻力(4 级)完成髋内收; 3 级　同侧卧位,下方髋关节内收达全 ROM; 2 级　仰卧位,悬挂下肢(或置于床面)轻度外展位,能内收达全 ROM; 1、0 级　仰卧位,无关节活动,在大腿内侧触及肌肉收缩为 1 级,未触及肌肉收缩为 0 级
	内旋	臀小肌 阔筋膜张肌	臀上神经 L4 - S1	5、4 级　坐位或仰卧位,小腿垂于床缘,检查者一手固定近端膝关节、一手在小腿远端外侧施加阻力,患者能抵抗充分阻力(5 级)或中等阻力(4 级)完成髋内旋达全 ROM; 3 级　坐位或仰卧位,小腿垂于床缘,髋内旋达全 ROM; 2 级　仰卧位,下肢自然伸直,内旋达全 ROM;或同 3 级体位,完成部分 ROM; 1、0 级　仰卧位,无关节活动,在股骨大转子上方触及肌肉收缩为 1 级,未触及肌肉收缩为 0 级
	外旋	股方肌 梨状肌 闭孔内外肌 臀大肌	骶神经	5、4 级　坐位或仰卧位,小腿垂于床缘,检查者一手固定近端膝关节、一手在小腿远端内侧施加阻力,患者能抵抗充分阻力(5 级)或中等阻力(4 级)完成髋外旋达全 ROM; 3 级　坐位或仰卧位,小腿垂于床缘,髋外旋达全 ROM; 2 级　仰卧位,下肢自然伸直,外旋达全 ROM;或同 3 级体位,完成部分 ROM; 1、0 级　仰卧位,下肢自然伸直,在股骨大转子后方触及肌肉收缩为 1 级,未触及肌肉收缩为 0 级

续　表

关节	运动	主动肌	神经支配	评　定
膝	伸展	股四头肌	股神经 L2-4	5、4 级　坐位,小腿垂于台缘,检查者一手在膝上方固定大腿、一手在小腿远端施加阻力,患者能抵抗充分阻力(5级)或中等阻力(4级)完成膝伸展; 3 级　坐位,小腿垂于台缘,膝伸展达全 ROM; 2 级　侧卧位,悬挂下肢,伸膝达全 ROM; 1、0 级　体位同上,无关节活动,在大腿前方触及肌肉收缩为 1 级,未触及肌肉收缩为 0 级
	屈曲	腘绳肌 (股二头肌、半膜肌、半腱肌)	坐骨神经 L4-5 和 S1-3	5、4 级　俯卧位,检查者一手固定大腿、一手在小腿远端施加阻力,患者能抵抗充分阻力(5级)或中等阻力(4级)完成膝屈曲; 3 级　俯卧位,屈膝达全 ROM; 2 级　侧卧位,悬挂下肢,屈膝达全 ROM; 1、0 级　侧卧位,无关节活动,在大腿后方触及肌肉收缩为 1 级,未触及肌肉收缩为 0 级
踝	背屈	胫前肌	腓深神经	5、4 级　坐位,小腿垂于台缘,检查者一手在踝关节上方固定、一手在足背施加阻力,患者能抵抗充分阻力(5级)或中等阻力(4级)完成踝背屈; 3 级　坐位,小腿垂于台缘,踝背屈达全 ROM; 2 级　侧卧位,受检踝足置于台面,背屈达全 ROM; 1、0 级　侧卧位,无关节活动,在小腿前方触及肌肉收缩为 1 级,未触及肌肉收缩为 0 级
	跖屈	腓肠肌 比目鱼肌	胫神经	5、4 级　俯卧位,检查者一手固定踝上方、一手在足底施加阻力,患者能抵抗充分阻力(5级)或中等阻力(4级)完成跖屈达全 ROM; 3 级　俯卧位,足悬垂于台缘,跖屈达全 ROM; 2 级　侧卧位,受检踝足置于台面,跖屈达全 ROM; 1、0 级　侧卧位,无关节活动,在小腿后方触及肌肉收缩为 1 级,未触及肌肉收缩为 0 级

5. 躯干主要肌肉的肌力评定方法,见表 2-2-4。

表 2-2-4 躯干主要肌肉的徒手肌力评定方法

关节	运动	主动肌	神经支配	评定
颈	屈曲	胸锁乳突肌 斜角肌 头长肌 颈长肌	副神经 C2-3 颈丛 C3-8 C1-3 C2-6	5、4 级 仰卧位,检查者一手固定躯干、一手在额部施加阻力,患者能抵抗充分阻力(5级)或中等阻力(4级)完成颈前屈; 3 级 仰卧位,颈前屈达全 ROM; 2 级 侧卧位,托住头部能屈颈达全 ROM; 1、0 级 侧卧位,无关节活动,颈前部触及肌肉收缩为 1 级,未触及肌肉收缩为 0 级
	伸展	斜方肌 颈部竖脊肌	副神经 C2-4 副神经 C8-T4	5、4 级 俯卧位,检查者一手固定躯干、一手在枕部施加阻力,患者能抵抗充分阻力(5级)或中等阻力(4级)完成颈后伸; 3 级 俯卧位,颈伸展达全 ROM; 2 级 侧卧位,托住头部能颈后伸达全 ROM; 1、0 级 侧卧位,无关节活动,在颈肩部触及肌肉收缩为 1 级,未触及肌肉收缩为 0 级
躯干	前屈	腹直肌	肋间神经 T5-12	5 级 仰卧屈膝屈髋,双手抱头能坐起; 4 级 仰卧屈膝屈髋,双手前平举能坐起; 3 级 仰卧屈膝屈髋,能抬起头及肩胛部; 2 级 仰卧屈膝屈髋,能抬起头; 1、0 级 体位同上,抬头时,在上腹部触及肌肉收缩为 1 级,未触及肌肉收缩为 0 级
	伸展	骶棘肌 腰方肌	脊神经后支 C2-L5 T12-L3	5、4 级 俯卧位,检查者在颈后下方施加阻力,患者能抵抗充分阻力(5级)或中等阻力(4级)完成后伸; 3 级 俯卧位,胸以上在检查台外,固定下肢,躯干后伸达全 ROM; 2 级 俯卧位,能抬头,不能伸躯干; 1、0 级 体位同上,伸颈抬头时,在脊柱两侧触及肌肉收缩为 1 级,未触及肌肉收缩为 0 级
	旋转	腹内斜肌 腹外斜肌	肋间神经 T7-L1 T5-11	5 级 屈腿固定下肢,双手抱颈后能坐起并向一侧转体; 4 级 屈腿固定下肢,双手向前平举能坐起并向一侧转体; 3 级 仰卧,能旋转身体至一肩离床; 2 级 坐位,能大幅度转体; 1、0 级 坐位,试图转体时,在腹外侧触及肌肉收缩为 1 级,未触及肌肉收缩为 0 级

【注意事项】

徒手肌力检查时应尽量排除主观性、片面性以及一些不利的干扰因素,并应遵循以下的原则。

1. 选择适合的测试时机,在运动后、疲劳时或饱餐后不宜做 MMT 检查。

2. 测试前向患者做好说明,使受试者充分理解并积极合作,并可作简单的预试动作。

3. 采取正确的测试姿势,对 3 级以下不能抗重力者,测试时应将被测肢体置于除重体位,如在被测肢体下垫一滑板等,以减少肢体活动时的阻力。

4. 也可使用握力计、捏力计、拉力计等仪器检查相应肌肉力量。

【思考题】

1. 影响肌力的因素有哪些?

2. 提高肌力的方法有哪些?

实训三 人体形态评定

【目的与要求】

1. 熟练掌握肢体长度(四肢长、残肢长)和肢体围度(躯干围度、四肢围度)的测量方法。

2. 掌握身高、体重的测量及体重指数的计算和意义。

3. 掌握人体形态评定的临床应用:确定是否有形态和姿势的异常;分析原因;为制订康复训练计划和方法提供客观依据;评价康复治疗效果。

4. 熟悉姿势的观察方法。

【学时】

3 学时

【准备】

1. 用物准备:治疗床、椅、铅垂线、X 线片、皮尺、体重测量秤、皮脂厚度计等。

2. 患者(模特)体位舒适,情绪稳定,充分暴露测量部位。

【操作步骤】

肢体长度测量方法,见表 2-3-1;残肢长度测量方法,见表 2-3-2。

表 2 - 3 - 1　肢体长度测量方法

测量部位	测量体位	测量点
上肢长	坐位或立位,上肢在体侧自然下垂,肘伸展,前臂旋后,腕关节中立位	肩峰外侧端到桡骨茎突或中指指尖的距离
上臂长	同上	肩峰外侧端到肱骨外上髁的距离
前臂长	同上	肱骨外上髁到桡骨茎突的距离
手长	手指伸展位	桡骨茎突与尺骨茎突掌侧面连线中点到中指指尖距离
下肢真性长	仰卧位,骨盆水平,下肢伸展,髋中立位	髂前上棘到内踝或股骨大转子到外踝的距离
下肢外观长	仰卧位,双下肢对称伸展	脐到内踝的距离
大腿长	同上	股骨大转子到膝关节外侧间隙的距离
小腿长	同上	膝关节外侧间隙到外踝的距离
足长	踝关节中立位	足跟末端到第二趾末端的距离

表 2 - 3 - 2　截肢残端长度的测量方法

测量部位	测量体位	测量方法
上臂残端长	坐位或立位	腋窝前缘到残端末端的距离
前臂残端长	同上	尺骨鹰嘴沿尺骨到残端末端的距离
大腿残端长	仰卧位或双侧腋杖支撑站立位	坐骨结节(沿大腿后面)到残端末端的距离
小腿残端长	坐位	髌韧带中央到残端末端距离

2. 肢体围度测量方法,见表 2 - 3 - 3;躯干围度测量方法,见表 2 - 3 - 4。

表 2 - 3 - 3　肢体围度测量方法

测量部位	测量体位	测量方法
上臂围度	坐位或立位,上肢在体侧自然下垂,分别测肘伸展位和肘屈曲位围度	在上臂中部、肱二头肌最膨隆处测量
前臂围度	坐位或立位,前臂在体侧自然下垂	最大围度:在前臂近端最膨隆部位测量 最小围度:在前臂远端最细部位测量
上臂残端	坐位或立位	从腋窝每隔2.5cm测量一次,直至断端
前臂残端	坐位或立位	从尺骨鹰嘴下每隔2.5cm测量一次,直至断端
大腿围度	仰卧位,下肢稍外展,膝关节伸展位	在髌骨上方5、10、15、20cm处测量
小腿围度	同上	最大围度:在小腿最膨隆部位测量 最小围度:在内、外踝最细部位测量
大腿残端	站立位	从坐骨结节起每隔5cm测量一次,直至断端
小腿残端	坐位	从膝关节外侧关节间隙起每隔5cm测量一次,直至断端

表 2-3-4 躯干围度测量方法

测量部位	测量体位	测量方法
颈围	坐位或立位,上肢在体侧自然下垂	软尺通过喉结处与地面平行绕颈一周测量
胸围	同上	通过乳头上方与肩胛骨下角的下方,绕胸一周,分别在平静呼气末和吸气末进行
腹围	同上	通过脐或第十二肋骨的尖端与髂前上棘连线中点的水平线
臀围	同上	股骨大转子与髂前上棘连线中点臀部的最粗部分

3. 测量身高、体重,计算体重指数

$$体重指数(BMI) = 体重(kg) / 身高(m)^2$$

4. 皮脂厚度测量方法

(1) 肩胛下皮脂厚度测量:被检查者取坐位或俯卧位,手臂及肩部放松,检查者以拇、示指捏起肩胛下角下方皮肤。捏时两指的距离为 3cm,用皮脂厚度计测量,读数。重复 2 次取其平均值,两次之间的测量值差不超过 1mm。正常成人肩胛皮肤皱襞厚度的平均值为12.4mm,超过 14mm 就可诊断为肥胖。

(2) 肱三头肌皮脂厚度测量:被检查者手臂放松下垂,掌心对着大腿侧面;检查者站在被检查者背面,在肩峰和尺骨鹰嘴连线的中点,按前述相同方法测量皮脂厚度(图 2-3-1)。我国成人男性的肱三头肌皮肤皱襞厚度大于 10.4mm,女性大于 17.5mm 属于肥胖。

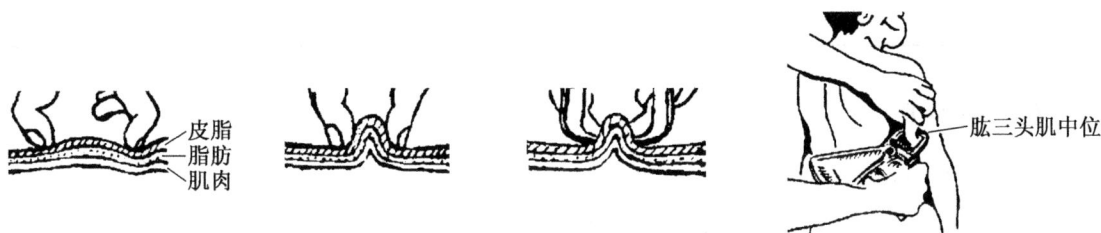

图 2-3-1 肱三头肌皮脂厚度测量方法

(3) 脐旁皮脂厚度测量:在腹部锁骨中线平脐的部位测量,方法同前。正常腹部男性的皮肤皱襞厚度为 5～15mm,大于 15mm 为肥胖,小于 5mm 为消瘦;正常成年女性的腹部皮肤皱襞厚度为 12～20mm,大于 20mm 为肥胖,小于 12mm 为消瘦,尤其对 40 岁以上妇女测量此部位更有意义。

5. 人体形态姿势观察

(1) 前面观:双眼平视前方,两侧耳屏上缘和眶下缘中点应处同一水平面上,左、右髂前上棘应处同一水平面上。

(2) 侧面观:头后枕部、脊柱和两足跟夹缝线应处于一条垂直线上;与脊柱相邻的两肩和两侧髂嵴,对称地处于垂直脊柱的水平线上。

(3) 后面观:从侧向看,耳屏、肩峰、股骨大转子、膝、踝应五点一线,位于一条垂直线上。同时可见脊柱的 4 个正常生理弯曲,即向前曲凸的颈曲,向后曲凸的胸曲,向前曲凸的腰曲和向后曲凸的骶曲。颈曲和腰曲最大,胸曲次之,骶曲最小。

　　6. 人体形态测量记录方法:见表2-3-5。

表2-3-5　人体形态测量记录表

姓名	性别	年龄	病案号	诊断	检查日期

身高　　　m			体重　　　kg		

BMI:　　　　　　　　　　　　　　　　判断:

		左	右			左	右
上肢长度 cm	整体长度			下肢长度 cm	下肢真性长度		
	上臂长度				大腿长度		
	前臂长度				小腿长度		
	手长度				足长度		
上肢周径 cm	上臂周径			下肢周径 cm	大腿周径		
	前臂周径				小腿周径		
躯干周径 cm	胸围			脂肪厚度 mm	上臂部		
	腹围				背部		
	臀围				腹部		
姿势评定	前面观						
	侧面观						
	后面观						

【注意事项】

　　1. 选择检查项目要有针对性。

　　2. 熟悉正常脊柱的四个生理性弯曲和人体的标准姿态。

　　3. 评定时,评定室应保持平静,光线明亮。患者评定前准备充分(体位、衣物、环境、情绪)。

　　4. 被评定对象应脱去鞋袜,充分暴露被测试部位。评定女性患者时必须有女医护人员在场或女家属陪同。

　　5. 测量肢体围度或长度时,应作健侧、患侧相同部位的比较以保证测量结果可靠;重复测量时,测量点应固定不变。

【思考题】

　　1. 四肢围度和长度测量的意义是什么?

　　2. 异常姿势对人体有哪些影响?

　　3. 什么是BMI? 有什么意义?.

　　4. 肢体长度测量的骨性标志点有哪些?

实训四　反射评定

【目的与要求】

1. 掌握浅反射、深反射、病理反射的检查方法及结果判定。

2. 掌握脊髓水平反射、脑干水平反射、中脑水平翻正反射、大脑水平平衡反应检查方法的体位、刺激方法、反应表现及正常存在的时间。

3. 掌握反射评定的临床应用：通过反射检查判断神经系统发育情况和损伤情况，为制订康复治疗方案提供依据。

【学时】

3 学时

【准备】

1. 用物准备：检查床、平衡板、体操球、叩诊锤、棉签等。

2. 患者（模特）体位舒适，情绪稳定，自然放松，暴露检查部位。

【操作步骤】

1. 神经学反射检查方法及结果判定，见表 2 - 4 - 1。

表 2 - 4 - 1　神经学反射检查方法及结果判定

项　　目		检查方法	正常或阳性反应	临床意义
浅反射	角膜反射	患者向侧方看，检查者用棉花触及角膜。注意不要碰到睫毛	眼睛迅速闭合	昏睡或三叉神经、面神经有障碍时减弱或消失
	腹壁反射	患者仰卧屈膝位，腹肌放松，用尖端钝针对腹部上、中、下三部分从外侧向内侧滑动	腹肌收缩	锥体系障碍或脊髓损伤时反射消失。老年人、肥胖、产妇可见两侧消失；震颤麻痹、舞蹈病则表现为亢进
	咽反射	轻触咽后壁	呕吐反应	反射弧任何部分损伤均可引起反射减弱或消失，即上运动神经元瘫痪或下运动神经元瘫痪，均可出现浅反射减弱或消失。昏迷、麻醉、深睡、1 岁内婴儿也可消失
	肛门反射	轻划肛门附近皮肤黏膜	肛门外括约肌收缩	
	提睾反射	轻划大腿上部内侧皮肤	睾丸上提	

续　表

项　目		检查方法	正常或阳性反应	临床意义
深反射	肱二头肌反射	叩击置于肱二头肌腱上的检查者手指	肘关节屈曲	反射弧任何部位的中断均可引起深反射减弱或消失,如周围神经、脊髓前根、后根、脊神经节、脊髓前角、后角、脊髓后索的病变。深反射的减弱或消失是下运动神经元瘫痪的一个重要体征。 深反射增强是一种释放症状,见于反射弧未中断而锥体束受损伤时,为上运动神经元损害的重要体征
	肱三头肌反射	叩击鹰嘴上方的肱三头肌腱	肘关节伸直	
	桡骨膜反射	叩击桡骨茎突	肘关节屈曲、旋前和手指屈曲	
	膝反射	叩击髌骨下股四头肌腱	膝关节伸直	
	踝反射	叩击跟腱	足向跖面屈曲	
病理反射	霍夫曼征	腕关节轻度背屈,用食指和中指夹住患者中指的第2指骨,用拇指弹拨中指的指甲	拇指屈曲内收,其他手指出现屈曲	病理反射是在正常情况下不出现,中枢神经有损害时才发生的异常反射。 其临床意义同巴彬斯基征
	巴彬斯基征	患者仰卧位,用一钝尖刺激物刺划病人的足外侧缘,由足跟向前至小趾根部再转向内侧	引起拇趾背屈,其余四趾屈及扇形展开(开扇征)	
	高尔登征	患者平卧,检查者用手挤捏腓肠肌	足拇趾背屈	
	欧本汉姆征	检查者用拇指和食指沿病人胫骨前自上而下加压推移	足拇趾背屈	
	卡道克征	患者平卧位,双下肢伸直,用一钝尖物由后向前轻划足背外侧部皮肤	足拇趾背屈	

2. 发育学反射检查方法及结果判定,见表2-4-2。

表2-4-2　发育学反射检查方法及结果判定

项　目		检查方法	阳性反应	异常判定
脊髓水平反射	屈肌收缩反射	病人仰卧,头置正中,下肢伸展,刺激一侧足底	受刺激的下肢失去控制而屈曲	出生后2个月内阳性反应是正常的,2个月后仍存在提示有可能反射发育迟缓
	伸肌伸张反射	病人仰卧,头置正中,两下肢一侧伸直、一侧屈曲,刺激屈曲侧下肢的足底	屈曲的下肢失去控制而伸直	
	第一种交叉伸展反射	病人仰卧,头置正中,一侧下肢伸直,另一侧下肢屈曲,将伸直侧下肢屈曲	对侧屈曲的下肢变为伸直	
	第二种交叉伸展反射	病人仰卧,头置正中,双侧下肢伸直,连续轻拍大腿内侧	对侧下肢内收、内旋和足跖屈(呈剪刀位)	

续　表

	项目	检查方法	阳性反应	异常判定
脑干水平反射	不对称性紧张性颈反射	病人仰卧,头置正中,上下肢伸直,将头转向一侧	面部朝向的一侧上下肢伸展或伸肌肌张力增高;对侧上下肢屈曲或屈肌张力增高	出生后4~6个月出现阳性反应是正常的,6个月后仍存在提示可能反射发育迟缓
	对称性紧张性颈反射	病人俯卧位或仰卧,将头向腹侧屈曲(向背侧伸展)	上肢屈肌张力增高,下肢伸肌张力增高(反之)	
	紧张性迷路反射	病人仰卧位(俯卧位),头置正中,维持仰卧位(俯卧位)	仰卧位四肢伸肌张力增高;俯卧位四肢屈肌张力增高	出生后4个月出现阳性反应是正常的,4个月后仍存在提示可能反射发育迟缓
	阳性支持反射	抱病人使之维持站立,使病人用足底跳跃几次	下肢伸肌张力增高,足跖屈,可能发生膝反张	出生后4~8个月出现阳性反应是正常的,8个月之后仍存在提示可能反射发育迟缓
	阴性支持反射	帮助病人成站立位,使之成自我负重位	由于阳性支持产生的伸肌张力未缓解,阳性支持持续存在	
	联合反应	病人仰卧,让病人用力抓一物体(偏瘫患者健侧进行抗阻运动)	对侧肢体出现同样的动作和(或)身体其他部位肌张力增高	若阳性反应发生于伴有其他异常反射的患者,提示可能反射发育迟缓或中枢神经损伤
中脑水平反射	颈调正反应	病人仰卧,头置正中,上下肢伸直,被动地或主动地将头转向一侧	整个身体向着与头一样的方向旋转	出生后6个月出现阳性反应是正常的,超过6个月仍存在阳性反应提示可能反射发育迟缓。超过1个月的儿童阴性反应是反射发育迟缓指征
	躯干调正反应	病人仰卧,头置正中,上下肢伸直,主动地或被动地将头转向一侧	在骨盆和肩之间的躯干部分的旋转,如先是头转,然后是肩,最后是骨盆—即分节旋转	出生后6个月直到18月出现阳性反应是正常的,6个月后仍是阴性反应提示可能反射发育迟缓
	迷路调整反应	将患者遮上眼睛,置俯/仰卧位,左/右侧斜卧位。诱发刺激:维持上述四种体位	头抬至正常位置,面部呈垂直位,口呈水平位	出生后6~8个月直至终生出现阳性反应都是正常的,8个月后仍为阴性反应提示可能反射发育迟缓
	视觉调整反应	双手抱患者并使之在空中呈俯/仰卧位、左/右侧斜卧位。诱发刺激:维持上述四种体位	头抬至正常位置,面部垂直,口呈水平位	阳性反应在头部迷路调正反射出现后不久出现,直至终生,在此时间之后仍为阴性反应提示可能反射发育迟缓

续　表

项目		检查方法	阳性反应	异常判定
平衡反应	俯卧位平衡反应	病人俯卧位在斜板上,上下肢伸直,将斜板斜向一侧	头和胸调正,抬起的一侧上下肢外展、伸直(平衡反应),斜板较低的一侧肢体出现保护性反应	出生后约 6 个月出现阳性反应,并持续终生。6 个月后仍为阴性反应可能是反射发育迟缓的一个征象
	仰卧位平衡反应	病人仰卧在斜板上,上下肢伸直,将斜板斜向一侧	头和胸调正,抬起的一侧上下肢外展和伸直(平衡反应),斜板较低侧身体出现保护性反应	
	手膝四点位平衡反应	病人膝手四点位支撑,将身体向一侧倾斜	头、胸调正,抬起的一侧上下肢外展、伸直,较低的一侧肢体出现保护性反应	出生后 8 个月阳性反应是正常的,并持续终生。8 个月后仍为阴性反应可能是反射发育迟缓的征象
	坐位平衡反应	病人坐在椅上,拉或使病人向一侧倾斜	头、胸调正,抬高一侧上下肢外展、伸直(平衡反应),较低的一侧肢体出现保护性反应	出生后大约 10 个月出现阳性反应,并维持终生。12 个月后仍为阴性反应可能是反射发育迟缓的征象
	双膝立位平衡反应	病人呈双膝立位。诱发刺激:拉或使病人向一侧倾斜	头、胸调正,抬高的一侧上下肢外展、伸直(平衡反应),较低的一侧出现保护性反应	出生 15 个月后出现阳性反应,并维持终生。15 个月后仍为阴性反应可能是反射发育迟缓的征象
	立位平衡反应(跨步反应)	病人呈站立位,检测者握住病人双侧上臂,使病人向前、后、左、右侧移动	头、胸调正,向相应方向跨步以维持平衡	出生后大约 15~18 个月出现阳性反应,并维持终生。18 个月后仍为阴性反应可能是反射发育迟缓的象征

【注意事项】

1. 行神经学反射检查时患者或被检查者一定要放松,紧张将影响检查结果。
2. 由于中脑水平和大脑水平的反射属于较高级别的反射,故又称反应。
3. 发育学反射结果判定的临床意义一定要与患者的年龄/月龄相结合。

【思考题】

1. 正常的脑干水平反射有何意义?
2. 简述发育学反射和反应评定的目的。

实训五　肌张力评定

【目的与要求】

1. 掌握肌张力的临床评定方法。
2. 掌握改良 Ashworth 痉挛评定分级标准。
3. 掌握肌张力评定方法的临床应用：确定是否有肌张力的异常；分析原因；为制订康复训练计划和方法提供客观依据；评价康复治疗效果。

【学时】

3 学时

【准备】

1. 用物准备：治疗床、量角器、标记笔等。
2. 患者(模特)体位舒适,情绪稳定,暴露部位。

【操作步骤】

1. 静止性肌张力
(1) 视诊肌肉外观(丰满/平坦)；
(2) 触诊肌肉硬度(硬/软)。
2. 摆动检查
(1) 上肢摆动检查；
(2) 下肢摆动检查。
3. 头下落试验
4. 伸展性检查
(1) 肘关节伸展性检查；
(2) 腕关节伸展性检查；
(3) 上肢绕颈。
5. 被动运动检查法(感觉阻力高/低)
患者舒适卧位,放松肢体,评定者一手固定关节近端肢体,另一手握住关节远端肢体并进行全关节范围活动,按以下次序检查：
(1) 腕关节的掌屈、背屈；
(2) 前臂旋前、旋后；
(3) 肘关节屈曲和伸展；
(4) 肩关节屈曲和伸展；
(5) 髋膝关节屈曲和伸展；
(6) 髋关节内收、外展；
(7) 踝关节的背屈与跖屈；
(8) 颈部的屈伸、左右侧屈、旋转；

（9）躯干旋转。

6. 改良 Ashworth 痉挛评定分级标准

0 级：无肌张力的增加；

Ⅰ级：肌张力轻度增加，被动活动时，ROM 终末时呈现较小阻力；

Ⅰ⁺级：肌张力轻度增加，被动活动时，ROM 前 1/2 范围内有轻微"卡住"感觉，后 1/2 范围内有轻微阻力；

Ⅱ级：较明显增加，大部分 ROM 都有阻力，仍能进行被动活动；

Ⅲ级：肌张力严重增加，被动活动困难；

Ⅳ级：僵直，不能进行被动活动。

【注意事项】

1. 要求患者尽量放松，由评定者支持和移动肢体，可遵循"一视二触三运动"的原则。

2. 所有的运动均应予以评定，且特别要注意在初始视诊时被确定为有问题的部位。

3. 评定者应保持固定形式和持续的徒手接触，并以恒定的速度移动患者肢体。

4. 若欲与挛缩鉴别，可加用拮抗肌的肌电图检查。

5. 在评定过程中，评定者应熟悉正常反应的范围，以便建立异常反应的恰当参考。

6. 在局部或单侧功能障碍（如偏瘫）时，注意不宜将非受累侧作为"正常"肢体进行比较。

【思考题】

1. 影响肌张力的因素有哪些？

2. 某脑卒中患者，查体：左侧上肢肌张力增加，肘关节被动屈曲时，在屈曲到离关节活动度末端 45°左右时出现阻力，按改良 Ashworth 痉挛分级标准，评为几级？

实训六　感觉功能评定

【目的与要求】

1. 掌握感觉的分类、感觉障碍的分类。

2. 掌握躯体感觉的检查方法。

3. 掌握疼痛的 VAS 评分法。

4. 掌握感觉功能评定的临床应用：确定是否有感觉的异常；分析原因；为制订康复训练计划和方法提供客观依据；评价康复治疗效果。

【学时】

3 学时

【准备】

1. 用物准备：大头针、棉签、试管、音叉、双脚规，各种小物品如铅笔、小刀、橡皮等。

2. 患者（模特）体位舒适，情绪稳定，充分暴露测量部位。

【操作步骤】

1. 躯体感觉检查内容和方法,见表2-6-1。

表2-6-1　躯体感觉检查内容和方法

项　　目		检查方法	询问反应
浅感觉	轻触觉	患者闭目,检查者用棉签轻触患者的皮肤	患者有无轻痒的感觉
	痛觉	患者闭目,检查者用大头针尖端和钝端随机轻刺患者皮肤	要求患者说出是钝端还是尖端
	温度觉	患者闭目,用盛有热水(40～45℃)及冷水(5～10℃)的试管交替接触患者的皮肤	患者回答"冷"或"热"
	压觉	患者闭目,检查者用拇指或指尖用力压在皮肤表面	要求患者回答是否感觉到压力
深感觉	运动觉	患者闭目,检查者用拇指和示指夹住其手指或足趾两端,并被动活动关节	让患者回答被动活动的方向(上/下)
	位置觉	患者闭目,检查者被动活动患侧肢体,让患者对侧肢体进行模仿	观察患者健侧肢体的活动与患侧肢体的活动是否一致
	震动觉	患者闭目,用音叉柄置于患者的骨隆起处	询问患者有无震动感,两侧对比
复合感觉	皮肤定位觉	患者闭目,检查者用手或棉签轻触患者皮肤	让患者说出或用手指出被触觉的部位
	两点辨别觉	患者闭目,用触觉测量器刺激一点或两点皮肤	让患者说出一点或两点
	图形觉	患者闭目,用铅笔或火柴棒在患者皮肤上写数字或画图形	让患者说出所画内容
	实体觉	患者闭目,将患者熟悉的物品置于患者手中	让患者说出该物品的形状和名称
	材质、重量识别觉	患者闭目,将不同材质(重量)的物品放在患者手中,让其触摸	回答材料的名称或质地(粗糙、光滑)或轻重

2. 痛觉评定——目测类比模拟评分法(VAS)(图2-6-1)

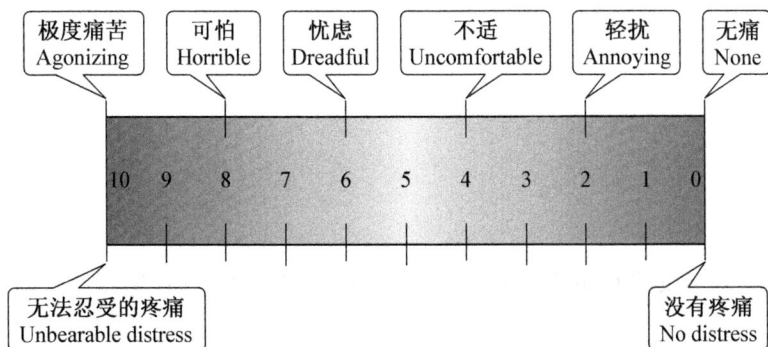

图2-6-1　目测类比模拟评分法

【注意事项】

1. 感觉检查时,患者必须意识清晰,认知状况良好。检查者首先进行检查示范,向患者介绍检查的目的、方法和要求,取得患者的合作。

2. 检查应在安静、舒适的环境中进行,患者应遮蔽双眼,保持放松、舒适的体位,检查部位应充分暴露。

3. 检查顺序是先健侧后患侧,给予的刺激应是随机的、无规律的。

4. 患者在回答问题时,检查者忌用暗示性提问。

5. 检查中应注意左右和远近端的比较。若发现感觉障碍,应从感觉消失或减退区移到正常区,若感觉过敏则从正常区移动到过敏区。

6. 必要时,可在患者皮肤上画出感觉障碍的界线。

7. 检查时应按脊神经根节段性支配区域进行检查。

8. 应根据各种疾病或感觉障碍特点选择具体的感觉检查方法。

9. 感觉的首次评定与再次评定应由同一检查者完成。

【思考题】

1. 躯体感觉包括哪三大类? 具体又有哪些内容?

2. 感觉障碍根据病变部位的不同,分别有哪些类型?

实训七　平衡与协调功能评定

【目的与要求】

1. 掌握三级平衡的评定方法。

2. 掌握 Berg 平衡量表的评定内容和方法。

3. 掌握协调试验评定方法。

4. 掌握平衡与协调功能评定的临床应用:确定是否有平衡协调功能的异常;分析原因;为制订康复训练计划和方法提供客观依据;评价康复治疗效果。

【学时】

3 学时

【准备】

1. 用物准备:Berg 平衡量表、秒表、尺子、椅子、小板凳和台阶、笔、时钟、治疗桌和眼睛遮盖物等。

2. 患者(模特)体位舒适,情绪稳定,积极配合。

【操作步骤】

1. 三级平衡评定法

(1)嘱被评定者在静止状态下保持平衡,例如:睁、闭眼坐,睁、闭眼站立(即 Romberg's 征),双足靠拢站,足跟对足尖站,单足交替站等。为一级平衡。

(2)嘱被评定者在运动状态下保持平衡。例如:坐、站立时移动身体,活动四肢。为二级平衡。

(3)嘱被评定者在外力的作用下(包括加速度和减速度)保持身体平衡。为三级平衡。

2. Berg 平衡量表评定内容和方法,见表 2-7-1。

表 2-7-1 Berg 平衡量表评定内容和方法

项 目	指 令	评分标准	得 分
1. 从坐到站	请站起来,尝试不要用手支撑	4 不需要帮助,独立稳定地站立 3 需要手的帮助,独立地由坐到站 2 需要手的帮助,并且需要尝试几次才能站立 1 需要别人最小的帮助来站立或稳定 0 需要中度或最大帮助来站立	
2. 无支撑的站立	请在无支撑的情况下站立 2min	4 能安全站立 2min 3 在监护下站立 2min 2 无支撑下站立 30s 1 需要尝试几次才能无支撑站立 30s 0 不能独立地站 30s	
3. 无支撑下坐位	请合拢双上肢坐 2min	4 能安全地坐 2min 3 无靠背支持地坐 2min,但需要监护 2 能坐 30s 1 能坐 10s 0 在无支撑的情况下不能坐 10s	
4. 从站到坐	请坐下	4 能安全地坐下 3 需要用手的帮助来控制下降 2 需要用腿的后边靠在椅子上来控制下降 1 能独立坐下,但不能控制下降速度 0 需要帮助才能坐下	
5. 转移	摆好椅子,让受检者转移到有扶手的椅子上及无扶手的椅子上。可以使用 2 把椅子(一把有扶手,一把无扶手)或一张床及一把椅子	4 需要手的少量帮助即可安全转移 3 需要手的充分帮助才能安全转移 2 需要语言提示或监护下才能转移 1 需要一人帮助 0 需要 2 人帮助或监护下才能安全转移	

续　表

项　目	指　令	评分标准	得　分
6. 闭目站立	请闭上眼睛站立 10s	4　能安全地站立 10s 3　在监护情况下站立 10s 2　能站 3s 1　站立很稳,但闭眼不能超过 3s 0　需帮助防止跌倒	
7. 双足并拢站立	请在无帮助下双脚并拢站立	4　双脚并拢时能独立安全地站 1min 3　在监护情况下站 1min 2　能独立将双脚并拢但不能维持 30s 1　需帮助双脚才能并拢,但能站立 15s 0　需要帮助双脚并拢,不能站立 15s	
8. 站立情况下双上肢前伸距离	将上肢抬高 90°,将手指伸直并最大可能前伸。将尺子放在手指末梢,记录最大努力前倾时手指前伸的距离。受检者双上肢同时前伸以防止躯干旋转	4　能够前伸超过 25cm 3　能够前伸超过 12cm 2　能够前伸超过 5cm 1　在监护的情况下能够前伸 0　在试图前伸时失去平衡	
9. 站立位从地面拾物	请将地上的拖鞋捡起来	4　能安全容易地捡起拖鞋 3　在监护下能捡起拖鞋 2　不能捡起拖鞋,但能达到离鞋 2～5cm 处而可独立保持平衡 1　不能捡起,而且捡的过程需要监护 0　不能进行	
10. 站立位从左肩及右肩上向后看	从左肩上向后看,再从右肩上向后看。检查者在受检者正后方拿个东西,鼓励患者转身	4　可从左右向后看,重心转移好 3　可从一边看,从另一边看重心转移少 2　仅能从侧方转身但能保持平衡 1　转身时需要监护 0　需要帮助来预防失去平衡或跌倒	
11. 原地旋转 360°	旋转完整 1 周,暂停,然后从另一方向旋转完整 1 周	4　左右方向均可在 4s 内完成 360°旋转 3　只能在一个方向 4s 内完成 360°旋转 2　能安全旋转 360°但速度慢 1　需要严密的监护或语言提示 0　在旋转时需要帮助	
12. 无支撑站立双脚交替踏台阶	请交替用脚踏在台阶上或踏板上,连续做直到每只脚接触台阶/踏板 4 次	4　能独立安全地在 20s 内踏 8 次 3　能独立安全踏 8 次,但时间超过 20s 2　在监护下完成 4 次,但不需要帮助 1　在轻微帮助下完成 2 次 0　需要帮助预防跌倒或不能进行	

续　表

项　目	指　　令	评分标准		得　分
13. 无支撑情况下双脚前后站立	将一只脚放在另一只脚的正前方。如果这样不行的话,可扩大步幅,前脚后跟应在后脚脚趾的前面(在评定 3 分时,步幅超过另一只脚的长度,宽度接近正常人走步宽度)	4	脚尖对脚跟站立没有距离,持续 30s	
		3	脚尖对脚跟站立有距离,持续 30s	
		2	脚向前迈一小步但不在一条直线上,持续 30s	
		1	帮助下脚向前迈一步,但可维持 15s	
		0	迈步或站立时失去平衡	
14. 单腿站立	不需帮助情况下尽最大努力单腿站立	4	能用单腿站立并维持 10s 以上	
		3	能用单腿站立并能维持 5~10s	
		2	能用单腿站立并能站立 3s 或以上	
		1	能抬腿,不能维持 3s	
		0	不能进行或需要帮助预防跌倒	

注:评分标准及临床意义:最高分 56 分,最低分 0 分,分数越高平衡能力越强。0~20 分,提示平衡功能差,患者需要乘坐轮椅;21~40 分,提示有一定平衡能力,患者可在辅助下步行;41~56 分者说明平衡功能较好,患者可独立步行。<40 分提示有跌倒的危险。

3. 协调功能评定

(1)非平衡性协调功能评定方法

1)指鼻试验:让被评定者肩外展 90°,肘伸展,用示指指尖指鼻尖。可以改变开始体位来评定不同运动切面的动作。

2)被评定者手指指评定者的手指:评定者和被评定者相对而坐,评定者的示指举在被评定者面前,同时让被评定者用示指去指评定者的示指。评定者还可以变化其手指的位置来评定被评定者的改变方向、距离和速度而作出反应的能力。

3)指指试验:被评定者两肩外展 90°,两肘伸展,将两示指在中线相触。

4)交替指鼻和指指:让被评定者用示指交替指鼻尖和评定者的手指尖。评定者可变换位置来评估其对变换距离的应变能力。

5)对指:让被评定者用拇指尖连续触及该手的其他指尖,可逐渐加快速度。

6)团抓:交替地用力握拳和充分伸展各指,可逐渐加快速度。

7)前臂旋转/旋后:被评定者上臂紧贴身体,肘屈曲 90°,手掌朝下和朝上交替翻转,可逐渐加快速度。

8)反弹测验:被评定者于屈肘位,评定者给予足够的徒手阻力,使之产生肱二头肌的收缩,当突然去掉阻力时,正常人拮抗肌群(肱三头肌)将收缩和阻止肢体的运动,异常者肢体过度反弹,即前臂和拳反击患者身体。为避免异常者前臂和拳反弹击及自己的头部,应加以保护。

9)手拍腿:被评定者屈肘,双手同时或分别以手掌、手背交替翻转拍打膝部,速度可逐渐加快。

10)用足拍打:被评定者坐位,足及地,让其用一足掌在地板上拍打,膝不能抬起,足跟维持接触在地板上。

11)指和过指:评定者和被评定者相对而坐,都水平屈肩 90°,肘伸展,伸出示指,示指相触,让被评定者充分屈肩(手指指向天花板),然后再拉回到水平位,使示指再次相触。

12)足跟至膝、足跟至足趾交替:被评定者仰卧位,让其用对侧的足跟交替触膝和拇趾。

13)足趾触检查者的手指:被评定者仰卧位,让其用足拇趾触检查者的手指,评定者可变换手指的位置以评定被评定者变换方向和判断距离的能力。

14)跟膝胫实验:让被评定者仰卧位,一侧的足跟沿对侧膝向胫骨远端上下滑动。

15)画圆圈:让被评定者用上肢或下肢在空中画一个想象的圆圈,难度更大的测验是画8字形图形。进行下肢检测时被评定者可采取仰卧位。

16)固定或位置保持。上肢:被评定者坐位或立位,评定者将其上肢保持在向前水平伸直位,突然松手,观察肢体坠落情况。下肢:被评定者仰卧位,将一侧下肢向上屈膝,足跟着床,突然松手,瘫痪的肢体不能自动伸直,且向外倾斜;无瘫痪的肢体则呈弹跳式伸直,并能保持足垂直位。

(2)平衡性协调功能评定法

1)在一个正常的姿势下站立。

2)两足并拢站立(窄的支撑面)。

3)一足在另一足前面站立(即一足的跗趾触另一足的足跟)。

4)单足站立。

5)站立,上肢的位置交替地放在体侧、举过头、置于腰部等。

6)站立时,突然地打破平衡(保护患者的情况下)。

7)站立位,躯干在前屈和还原到零位之间变换。

8)站立位,躯干向两侧侧屈。

9)行走,将一侧足跟直接置于对侧足趾前。

10)沿地板上所画的直线行走或行走时将足止于地板上的标记上。

11)侧向走和退步走。

12)原地踏步。

13)变换步行活动的速度(增加速度将夸大协调缺陷)。

14)步行时突然停下和突然起步。

15)沿圆圈和变换方向步行。

16)用足趾和足跟步行。

17)正常站立姿势,先观察睁眼下平衡,然后闭眼。

(3)东京大学康复部协调试验(图2-7-1)

1)靶心打点试验:肘关节悬空,离纸面10cm处以每秒一点的速度打点,共50s。

2)穿孔划线试验:以最快的速度从纵线缺口处描绘曲线,不可触及纵线。(右手:11~16s,触线0~2次;左手:14~21s,触线0~2次)

协调性试验(coordination test)　　　　　　　　　　东京大学康复中心作业疗法室

姓名_____　诊断_____　检查____年__月__日　（第____次检查）　检查者姓名_____

Ⅰ. 用铅笔(HB)从纸上方10cm开始向圈中心打点。肘不要靠桌面。以每秒打一点的速度合着检查者拍手的节律打点(预定50s)。不能用铅笔时，可用签字笔等，要注明。

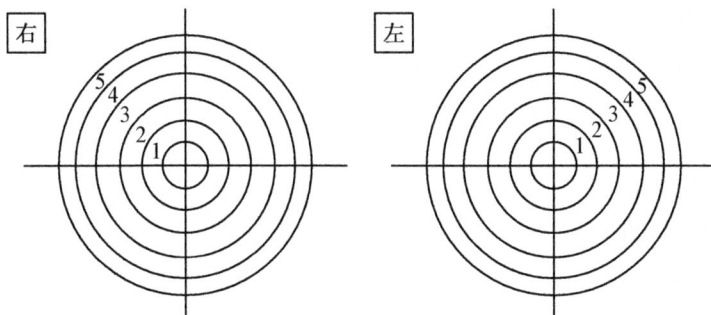

右　　　　　　　　　　　　左

落在圈外的点数

	右	左
1		
2		
3		
4		
5		
外		

所用时间(50次)

	右	左

Ⅱ. 沿纵线断裂处划曲线，注意所划曲线勿碰到纵线，尽可能快划(用HB铅笔，不必从桌面抬起)。

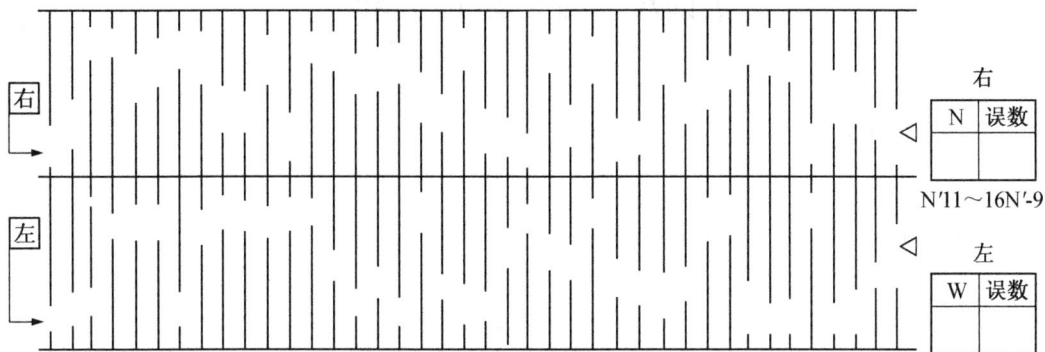

右　　　　　　　　　　　　　　　　　　　　　◁

右

N	误数

N′11～16N′-9

左　　　　　　　　　　　　　　　　　　　　　◁

左

W	误数

N′15～21N′-2

Ⅲ. 在图(○)中快速向右打进每个点数，用HB铅笔时不必从桌面抬起

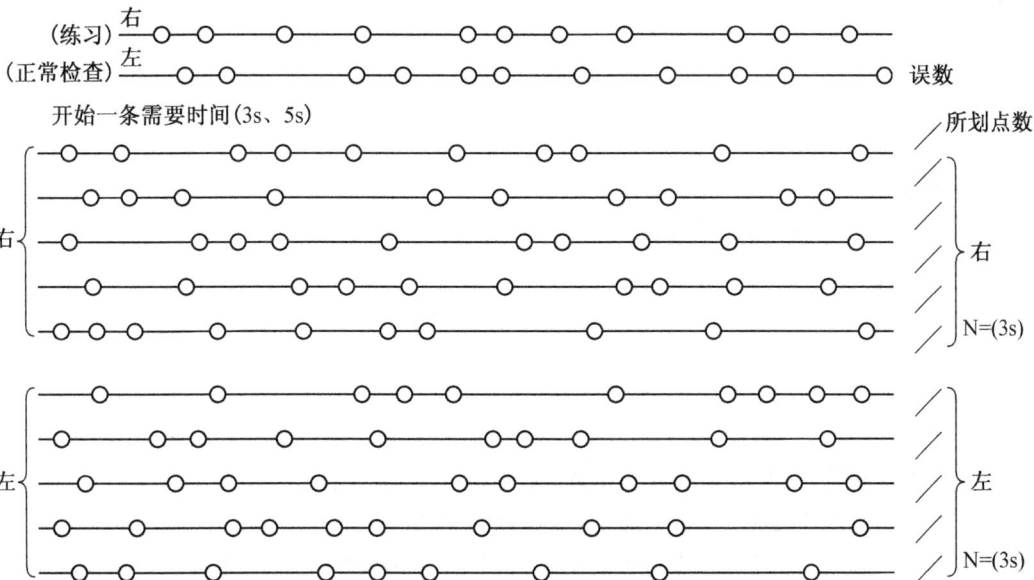

(练习)　右
(正常检查)　左　　　　　　　　　　　　　　　误数

开始一条需要时间(3s、5s)　　　　　　　　　　　所划点数

右　　　　　　　　　　　　　　　　　　　　　右

N=(3s)

左　　　　　　　　　　　　　　　　　　　　　左

N=(3s)

图 2-7-1　东京大学协调性试验

【注意事项】

1. 评定时保持环境安静,不要讲话或提示。
2. 患者不能安全独立完成所要求动作时,要注意予以保护,以免跌倒,必要时给予帮助。
3. 对于不能站立的患者,可评定其坐位平衡功能。
4. 评定时,1min 站立困难的患者可进行 30s 测试。
5. 协调评定时要注意两侧对比。应注意被测肢体的肌力不足 4 级时,协调评定无意义。

【思考题】

1. 简述影响人体平衡的因素。
2. 简述人体平衡功能形成机制。
3. 简述协调障碍的分类。

实训八　偏瘫运动功能评定

【目的与要求】

1. 掌握 Brunnstrom 运动功能评定法。
2. 掌握 Fugl-Meyer 运动功能评定方法。
3. 掌握偏瘫运动功能评定的临床应用:了解偏瘫患者处于何种发展和恢复阶段,为康复计划的制订与实施提供依据;评价康复治疗效果;判断预后。

【学时】

3 学时

【准备】

1. 用物准备:治疗床、PT 凳等。
2. 患者(模特)体位舒适,情绪稳定,充分暴露测量部位。

【操作步骤】

1. Brunnstrom 运动功能评定法

Brunnstrom 把偏瘫的发生、发展、恢复划分为六阶段。

阶段Ⅰ为发病后急性期,约数日到 2 周,患侧上、下肢呈弛缓性瘫痪。这是锥体束休克所致。

阶段Ⅱ为发病约 2 周后,痉挛开始出现,无随意运动,出现联合反应。

阶段Ⅲ为发病约 1 月左右,痉挛加重,可随意引起共同运动。

阶段Ⅳ为发病约 2 月左右,共同运动模式减弱,开始出现脱离共同运动的分离运动,痉挛开始减弱。

阶段Ⅴ为发病约 3 月左右,分离运动充分,痉挛明显减轻。

阶段Ⅵ运动灵活、协调，与健侧比较基本相同。

（1）联合反应评定，见表2-8-1。

表2-8-1　联合反应模式及评定方法

对侧性联合反应	上肢	健侧的屈曲抗阻→患侧的屈曲或屈肌张力增高 健侧的伸展抗阻→患侧的伸展或伸肌张力增高
	下肢	1. 内收、外展、内旋、外旋（对称性） 　健侧的外展（外旋）抗阻→患侧的外展（外旋）或相应肌张力增高 　健侧的内收（内旋）抗阻→患侧的内收（内旋）或相应肌张力增高 2. 屈伸运动（相反性） 　健侧的屈曲抗阻→患侧的伸展或伸肌张力增高 　健侧的伸展抗阻→患侧的屈曲或屈肌张力增高
同侧性联合反应		上肢的屈曲抗阻→下肢的屈曲或屈肌张力增高
		下肢的伸展抗阻→下肢的伸展或伸肌张力增高

（2）共同运动评定，见表2-8-2。

表2-8-2　偏瘫上、下肢共同运动形式

		屈肌共同运动	伸肌共同运动
上肢	肩胛带	上提、后缩	下降、前伸
	肩关节	屈曲、外展、外旋	内收、内旋
	肘关节	屈曲	伸展
	前臂	旋后	旋前
	腕关节	掌屈	稍伸展
	手指	屈曲内收	屈曲、内收
下肢	骨盆	上提、后缩	伸展、内收、内旋
	髋关节	屈曲、外展、外旋	
	膝关节	屈曲	伸展
	踝关节	背屈、内翻	跖屈、内翻
	足趾	背屈	跖屈、内收

（3）部分分离运动评定：上肢部分分离运动评定见图2-8-1，下肢部分分离运动评定见图2-8-2。

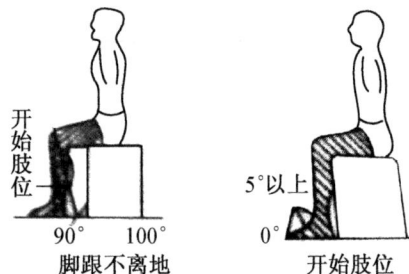

（4）分离运动评定：上肢分离运动评定见图2-8-3，下肢分离运动评定见图2-8-4。

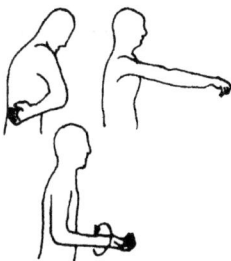

图2-8-1　上肢部分分离运动评定　　　　　图2-8-2　下肢部分分离运动评定

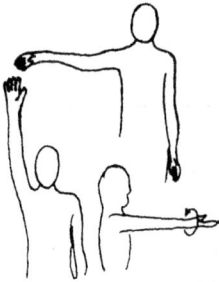

图 2-8-3 上肢分离运动评定

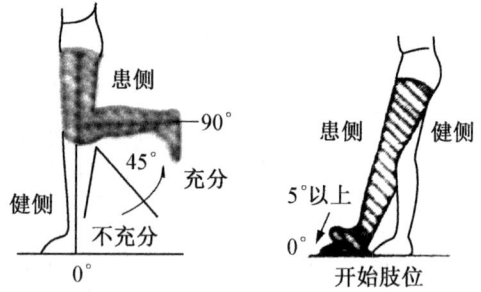

图 2-8-4 下肢分离运动评定

（5）Brunnstrom 六级法评定，见表 2-8-3。

表 2-8-3 Brunnstrom 偏瘫运动功能六级法评定

	上 肢	手	下 肢
1级	弛缓,无随意运动	弛缓,无随意运动	弛缓,无随意运动
2级	出现联合反应	刺激后仅有极细微的屈曲	出现联合反应
3级	痉挛加剧,可随意引起共同运动,并有一定的关节运动	能全指屈曲,勾状抓握,但不能伸展	坐位和立位时,有髋、膝、踝的协同屈曲
4级	痉挛开始减弱,出现一些脱离共同运动模式的运动：① 手能置于腰后；② 上肢前屈 90°(肘伸展)；③ 屈肘 90°,前臂能旋前、旋后	能侧方抓握及拇指带动松开,手指能半随意地、小范围地伸展	开始脱离共同运动的运动：① 坐位,足跟触地,踝能背屈；② 坐位,足可向后滑动,使屈膝大于 90°
5级	痉挛减弱,基本脱离共同运动,出现分离运动：① 上肢外展 90°(肘伸展,前臂旋前)；② 上肢前平举及上举过头(肘伸展)；③ 肘伸展位,肩前屈 30°～90°,前臂能旋前、旋后	① 用手掌抓握,能握住圆柱及球形物,但不熟练；② 能随意全指伸开,但范围大小不等	从共同运动到分离运动：① 健腿站,患侧髋伸展位能屈膝；② 立位,膝伸直,足稍向前踏出,踝能背屈
6级	痉挛基本消失,协调运动正常或接近正常	① 能进行各种抓握；② 全范围的伸指；③ 可进行单个指活动,但比健侧稍差	协调运动大致正常：① 立位髋能外展超过骨盆上提的范围；② 坐位,伸膝可内、外旋下肢,并伴有足内、外翻

2. Fugl-Meyer 运动功能评定,见表 2-8-4。

表 2 - 8 - 4　简化 Fugl - Meyer 运动功能评分表

内　　容				初期评定	中期评定	末期评定
项　目		0 分	1 分	2 分		
1. 有无反射活动	(1) 肱二头肌	不能引起反射活动		能引起反射活动		
	(2) 肱三头肌	同上		同上		
2. 屈肌协同运动	(3) 肩上提	完全不能进行	部分完成	无停顿地充分完成		
	(4) 肩后缩	同上	同上	同上		
	(5) 肩外展≥90°	同上	同上	同上		
	(6) 肩外旋	同上	同上	同上		
	(7) 肘屈曲	同上	同上	同上		
	(8) 前臂旋后	同上	同上	同上		
3. 伸肌协同运动	(9) 肩内收、内旋	同上	同上	同上		
	(10) 肘伸展	同上	同上	同上		
	(11) 前臂旋前	同上	同上	同上		
4. 伴有协同运动的活动	(12) 手触腰椎	没有明显活动	手仅可向后越过髂前上棘	能顺利进行		
	(13) 肩关节屈曲 90°,肘关节伸直	开始时手臂立即外展或肘关节屈曲	在接近规定位置时肩关节外展或肘关节屈曲	能顺利充分完成		
	(14) 肩 0°,肘屈 90°,前臂旋前,旋后	不能屈肘或前臂不能旋前	肩、肘位正确,基本上能旋前、旋后	正确完成		
5. 脱离协同运动的活动	(15) 肩关节外展 90°,肘伸直,前臂旋前	开始时肘就屈曲,前臂偏离方向,不能旋前	可部分完成此动作或在活动时肘关节屈曲或前臂不能旋前	顺利完成		
	(16) 肩关节屈曲 90°~180°,肘伸直,前臂中立位	开始时肘关节屈曲或肩关节发生外展	肩关节屈曲时肘关节屈曲、肩关节外展	顺利完成		
	(17) 肩屈曲 30°~90°,肘伸直,前臂旋前旋后	前臂旋前旋后完全不能进行或肩肘位不正确	肩、肘位置正确,基本上能完成旋前旋后	顺利完成		

Ⅰ上肢（坐位）

续　表

		内　　容				初期评定	中期评定	末期评定
		项　　目	0分	1分	2分			
I 上肢（坐位）	6. 反射亢进	（18）检查肱二头肌、肱三头肌和指屈肌三种反射	至少2～3个反射明显亢进	1个反射明显亢进或至少2个反射活跃	活跃反射≤1个，且无反射亢进			
	7. 腕稳定性	（19）肩0°，肘屈90°时，腕背屈	不能背屈腕关节达15°	可完成腕背屈，但不能抗拒阻力	施加轻微阻力仍可保持腕背屈			
		（20）肩0°，肘屈90°时，腕屈伸	不能随意屈伸	不能在全关节范围内主动活动腕关节	能平滑地不停顿地进行			
	8. 肘伸直，肩前屈30°时	（21）腕背屈	不能背屈腕关节达15°	可完成腕背屈，但不能抗拒阻力	施加轻微阻力仍可保持腕背屈			
		（22）腕屈伸	不能随意运动	不能在全关节范围内主动活动腕关节	能平滑地不停顿地进行			
		（23）腕环形运动	不能进行	活动费力或不安全	正常完成			
	9. 手指	（24）集团屈曲	不能屈曲	能屈曲但不充分	能完全主动屈曲			
		（25）集团伸展	不能伸展	能放松主动屈曲的手指	能完全主动伸展			
		（26）钩状抓握	不能保持要求的位置	握力微弱	能够抵抗相当大的阻力			
		（27）侧捏	不能进行	能用拇指捏住一张纸，但不能抵抗拉力	可牢牢捏住纸			
		（28）对捏（拇食指可夹住一根铅笔）	完全不能	握力微弱	能抵抗相当大的阻力			
		（29）圆柱状抓握	不能保持要求的位置	握力微弱	能够抵抗相当大的阻力			
		（30）球形抓握	同上	同上	同上			

内 容					初期评定	中期评定	末期评定
项 目		0分	1分	2分			
I 上肢（坐位）	10. 协调能力与速度（手指指鼻试验，连续5次）	(31) 震颤	明显震颤	轻度震颤	无震颤		
		(32) 辨距障碍	明显的或规则的辨距障碍	轻度的或规则的辨距障碍	无辨距障碍		
		(33) 速度	较健侧长6s	较健侧长3～5s	两侧差别<2s		
II 下肢（仰卧位）	1. 反射活动	(1) 跟腱反射	无反射活动		有反射活动		
		(2) 膝腱反射	同上		同上		
	2. 屈肌协同运动	(3) 髋关节屈曲	不能进行	部分进行	充分进行		
		(4) 膝关节屈曲	同上	同上	同上		
		(5) 踝膝关节背屈	同上	同上	同上		
	3. 伸肌协同运动	(6) 髋关节伸展	没有运动	微弱运动	几乎与对侧相同		
		(7) 髋关节内收	同上	同上	同上		
		(8) 膝关节伸展	同上	同上	同上		
		(9) 踝关节跖屈	同上	同上	同上		
	4. 伴有协同运动的活动	(10) 膝关节屈曲	无主动运动	膝关节能从微伸位屈曲,但屈曲<90°	屈>90°		
		(11) 踝关节背屈	不能主动背屈	主动背屈不完全	正常背屈		
	5. 脱离协同运动的活动	(12) 膝关节屈曲	在髋关节伸展位时不能屈膝	髋关节0°时,膝关节能屈曲,但<90°,或进行时髋关节屈曲	能自如运动		
		(13) 踝关节背屈	不能主动活动	能部分背屈	能充分背屈		
	6. 反射亢进	(14) 查跟腱、膝和膝屈肌三种反射	2～3个明显亢进	1个反射亢进或2个反射活跃	活跃的反射≤1个且无反射亢进		
	7. 协调能力和速度（跟-膝-胫试验,快速连续5次）	(15) 震颤	明显震颤	轻度震颤	无震颤		
		(16) 辨距障碍	明显不规则的辨距障碍	轻度规则的辨距障碍	无辨距障碍		
		(17) 速度	比健侧长6s	较健侧长3～5s	两侧差别<2s		

续　表

内　　容				初期评定	中期评定	末期评定
项　　目	0分	1分	2分			
总分值						
等级						
结论(障碍程度)						
评定者						

注：各项最高为2分。上肢33项，共66分；下肢17项，共34分；上下肢合计100分。

【注意事项】

1. 并不是所有患者都完全按6阶段发展，有些不经历软瘫期，有些直接进入4/5阶段，有些永远停留在第3阶段。所以临床评定时根据实际情况判断分级。

2. 部分患者共同运动及分离运动不典型，个体差异大，评定时抓住主要特点。

3. 偏瘫患者因存在运动模式异常、肌张力异常，故一般不进行肌力评定，但达Brunnstrom 5级的患者可进行肌力评定。

【思考题】

1. 联合反应、共同运动的定义是什么？

2. 简述偏瘫患者上、下肢的痉挛模式。

实训九　脊髓损伤功能评定

【目的与要求】

1. 掌握脊髓损伤神经平面(感觉平面、运动平面)的评定。

2. 掌握脊髓损伤程度(ASIA残损指数—Frankel评价标准)的评定。

3. 掌握脊髓损伤预后判定。

4. 掌握脊髓损伤功能评定的临床应用：通过评定了解患者脊髓损伤的程度和平面，为康复计划的制订与实施提供依据；评价康复治疗效果；判断预后。

【学时】

3学时

【准备】

1. 用物准备：治疗床、棉签、大头针、椅子等。
2. 患者(模特)体位舒适,情绪稳定,充分暴露测量部位。

【操作步骤】

1. 脊髓损伤平面评定

脊髓损伤后出现损伤平面以下运动、感觉、反射等障碍。对 28 个感觉关键点行痛觉、触觉检查,见表 2-9-1;对 10 块关键肌行徒手肌力检查,见表 2-9-2;从而判断损伤的感觉平面、运动平面,并进行感觉、运动指数的评分(图 2-9-1)。

表 2-9-1　感觉神经平面的关键点

平面	部位	平面	部位
C2	枕骨粗隆	T8	第 8 肋间(在 T6-T10 的中间)
C3	锁骨上窝	T9	第 9 肋间(在 T8-T10 的中间)
C4	肩锁关节的顶部	T10	第 10 肋间(脐平面)
C5	肘前窝的外侧面	T11	第 11 肋间(在 T10-T12 的中间)
C6	拇指近节背侧皮肤	T12	腹股沟韧带中点
C7	中指近节背侧皮肤	L1	T12 与 L2 之间的中点
C8	小指近节背侧皮肤	L2	大腿前中部
T1	肘前窝的内侧面	L3	股骨内上髁
T2	腋窝的顶部	L4	内踝
T3	第 3 肋间	L5	足背第 3 跖趾关节
T4	第 4 肋间(乳线)	S1	足跟外侧
T5	第 5 肋间(在 T1-T6 的中间)	S2	腘窝中点
T6	第 6 肋间(剑突水平)	S3	坐骨结节
T7	第 7 肋间(在 T6-T8 的中间)	S4-5	肛门周围

表 2-9-2　运动神经平面的关键肌

平面	检查动作	关键肌	平面	检查动作	关键肌
C5	屈肘	肱二头肌	L2	屈髋	髂腰肌
C6	伸腕	桡侧腕长/短伸肌	L3	伸膝	股四头肌
C7	伸肘	肱三头肌	L4	踝背屈	胫骨前肌
C8	中指屈曲	指深屈肌	L5	背伸	长屈肌
T1	小指外展	小指外展肌	S1	踝跖屈	比目鱼肌、腓肠肌

脊髓损伤专科检查表

姓名______ 性别______ 年龄______ 科别______ 床号______ 住院号______

	运动 左	运动 右	关键肌	轻触得分 左	轻触得分 右	针刺得分 左	针刺得分 右
C_2							
C_3							
C_4							
C_5			肘屈肌群				
C_6			腕伸肌群				
C_7			肘伸肌群				
C_8			指屈肌群(中指远端指节)				
T_1			指外展肌群(小指)				
T_2							
T_3							
T_4							
T_5							
T_6							
T_7							
T_8							
T_9							
T_{10}							
T_{11}							
T_{12}							
L_1							
L_2			髋屈肌群				
L_3			膝伸肌群				
L_4			踝背伸肌群				
L_5			拇长伸肌群				
S_1			踝跖屈肌群				
S_2							
S_3							
$S_{4\sim5}$ (S_4)			□自主括约肌收缩(有/无)				

运动关键肌：0:完全麻痹　1:触及或可见肌肉收缩　2:不抗重力主动运动　3:可抗重力主动运动　4:对抗部分阻力主动运动　5:对抗全部阻力主动运动　NT:无法检查

感觉：0:无　1:减弱　2:正常　NT:无法检查

感觉 关键感觉点

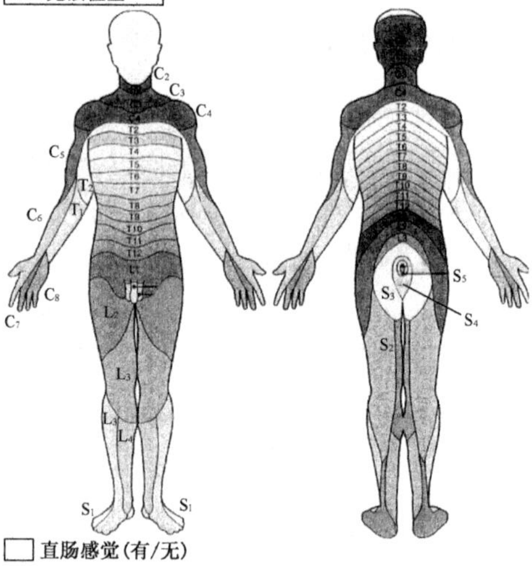

□直肠感觉(有/无)

合计 □+□=□ 运动得分
最高值 50 50 100

合计 □+□=□ 针刺得分 最高112
合计 □+□ → =□ 轻触得分 最高112
56 56 56 56

神经水平	左	右			部分功能保留带	左	右
感觉	□	□	完全或不完全	□	感觉	□	□
大部分骶段功能正常 运动	□	□	不完全性：在最低骶段存在感觉或运动功能		部分神经节段支配 运动	□	□

图 2-9-1　脊髓损伤专科检查表

2. 脊髓损伤程度评定

采用 ASIA 残损指数—Frankel 评价标准，将脊髓损伤分为 5 个程度。

A：完全损伤，骶段 S4、5 无任何运动、感觉功能保留。

B：不完全损伤，脊髓功能损伤平面以下至骶段 S4、5 无运动功能而有感觉的残留。

C：不完全损伤，脊髓损伤平面以下有运动功能保留，但关键肌的肌力在 3 级以下。

D：不完全损伤，脊髓损伤平面以下有运动功能保留，关键肌肌力均大于或等于 3 级。

E：正常，运动、感觉功能正常。

【注意事项】

1. 感觉平面是触觉和痛觉都保留的最低平面；运动平面是关键肌肌力 3 级以上，其上一平面 4 级以上。

2. 肛门指诊：检查肛门的感觉或运动，判断脊髓损伤严重程度；也可以进行球(海绵体)—肛门反射或肛门反射检查，用于判断脊髓休克。

3. 球(海绵体)—肛门反射或肛门反射：检查结果阳性提示患者脊髓休克期结束，阴性提示脊髓休克期尚未度过或其反射弧损伤。

4. 感觉检查见感觉评定，肌力检查见肌力评定。

【思考题】

1. 简述截瘫与四肢瘫的区别。

2. 某脊髓损伤患者,行康复评定时发现左侧脐水平以上浅感觉存在(脐以下及下肢消失),右侧膝关节内侧以上浅感觉存在(小腿、大腿后外侧及肛周消失),请问该患者感觉平面?

3. 某脊髓损伤患者,行康复评定时发现左侧上肢肱二头肌肌力4级,腕伸肌肌力3级,肱三头肌肌力1级,各手指没有主动运动;右侧肱二头肌肌力5级,腕伸肌肌力4级,肱三头肌肌力3级,指屈肌肌力1级,手指不能外展。请问该患者运动平面?

实训十 ADL 评定

【目的与要求】

1. 掌握巴氏指数(Barthel Index,BI)的评定。

2. 掌握 ADL 评定的临床应用:确定是否有 ADL 障碍;分析原因;为制订康复训练计划和方法提供客观依据;评价康复治疗效果。

3. 熟悉功能独立性评定。

【学时】

3 学时

【准备】

1. 用物准备:日常生活器具等。

2. 患者(模特)体位舒适,情绪稳定,充分配合。

【操作步骤】

1. 巴氏指数(BI)评定,见表2-10-1。

表2-10-1 巴氏指数(BI)评定表

姓 名		性别		年龄		诊断		
项 目		评价标准				初期评定	中期评定	末期评定
						年/月/日	年/月/日	年/月/日
1. 大便		0＝失禁或昏迷 5＝偶尔失禁(每周<1次) 10＝能控制						

续　表

姓　名		性别		年龄		诊断		
项　目	评价标准					初期评定	中期评定	末期评定
						年/月/日	年/月/日	年/月/日
2. 小便	0＝失禁或昏迷或需由他人导尿 5＝偶尔失禁(每 24 小时＜1 次.每周＞1 次) 10＝能控制							
3. 修饰	0＝需帮助 5＝独立洗脸、梳头、刷牙、剃须							
4. 用厕	0＝依赖别人 5＝需部分帮助 10＝自理							
5. 吃饭	0＝依赖别人 5＝需部分帮助(夹饭、盛饭、切面包) 0＝全面自理							
6. 转移(床→椅,椅→床)	0＝完全依赖别人,不能坐 5＝需大量帮助(2 人),能坐 10＝需少量帮助(1 人)或指导 15＝自理							
7. 活动(步行)(在病房及其周围)	0＝不能步行 5＝在轮椅上独立行动 10＝需 1 人帮助步行(体力或语言指导) 15＝独立步行(可用辅助器)							
8. 穿衣	0＝依赖 5＝需一半帮助 10＝自理(系、开钮扣、关、开拉锁和穿鞋)							
9. 上楼梯(上下一段楼梯,用手杖也算独立)	0＝不能 5＝需帮助(体力或语言指导) 10＝自理							
10. 洗澡	0＝依赖 5＝自理							
总　　分								
ADL 能力缺陷程度								
评定者								

【注意事项】

1. 评定时应记录患者确定能做或不能做什么,而不是可能或应达到什么程度。

2. 患者自理的程度应通过亲属或本人提供的最好信息或与患者交谈来确定。

3. 中度是指患者能提供所需力量的一半。

4. 导尿患者划为尿失禁，但无需辅助能自行导尿，视为能控制。

【思考题】

1. ADL 分几大类，每一类各包括哪些内容？

2. 简述 Barthel 指数评定的内容。

实训十一　神经心理功能评定

【目的与要求】

1. 掌握 Glasgow 昏迷量表的评定。

2. 掌握简明精神状态(MMSE)的评定。

3. 掌握各类认知功能障碍(注意、记忆、知觉、执行能力)的评定方法。

4. 掌握心理功能评定的应用：确定是否有心理功能的异常；分析原因；为制订康复训练计划和方法提供客观依据；评价康复治疗效果。

5. 了解抑郁自评量表、焦虑自评量表的评定。

【学时】

3 学时

【准备】

1. 用物准备：治疗床、笔、纸、钥匙、火柴、蜡烛等。

2. 患者(模特)体位舒适、情绪稳定、充分配合。

【操作步骤】

1. 意识障碍评定：可使用 Glasgow 昏迷量表进行评定，见表 2-11-1。

表 2-11-1　Glasgow 昏迷量表

E. 睁眼反应(4)	1. 无睁眼 2. 疼痛刺痛眼睛 3. 语言命令睁眼 4. 自然睁眼	得分：□
V. 语言反应(5)	1. 无语言反应 2. 无意义的声音 3. 无意义的语言 4. 语言含糊 5. 定向力好	得分：□

续　表

M. 运动反应(6)	1. 无运动反应 2. 疼痛刺激伸直 3. 疼痛刺激屈曲 4. 逃避疼痛 5. 疼痛定位 6. 遵嘱运动	得分：□
		合计：□

注：记录方式为 E___V___M___，字母中间用数字表示。如 E3V3M5＝GCS11。等于或大于 13 为轻度损伤，9～12 为中度损伤，8 或 8 以下为严重损伤

2. 认知功能筛查使用简明精神状态检查量表(MMSE)进行评定，见表 2-11-2。

表 2-11-2　简易精神状态检查量表(MMSE)

病房/床		文化程度	大学以上、大专、高中、初中、小学、文盲
临床诊断			
CT/MRI 诊断			

序号	检查内容	评　分
1	今年的年份？(1分)	
	现在是什么季节？(1分)	
	今天是几号？(1分)	
	今天是星期几？(1分)	
	现在是几月份？(1分)	
2	咱们现在是在哪个城市？(1分)	
	咱们现在是在哪个区？(1分)	
	你住在什么地方(地址、门牌号)？(1分)	
	咱们现在是在哪个医院？(1分)	
	这里是第几层楼？(1分)	
3	现在我告诉您三种东西,在我说完之后,请您重复一遍这三种东西是什么。请您记住这三种东西,过一会我还要再问您。树、钟、汽车。(各1分,共3分)	
4	100－7＝?,连续 5 次,或倒背"瑞雪兆丰年"。(各1分,共5分)	
5	现在请您说出刚才我要您记住的那三种东西。(各1分,共3分)	
6	(出示手表)这个东西叫什么？(1分) (出示铅笔)这个东西叫什么？(1分)	
7	请您跟着我说："四十四只石狮子"或"春雨贵如油"(1分)	
8	我给您一张纸,请按我说的去做,现在开始："用右手拿着这张纸(1分),用两只手将它对折起来(1分),放在您的左腿上(1分)。"	

续 表

序号	检查内容	评 分
9	出示写有"请闭上您的眼睛"的卡片，请您念一念这句话，并且按着上面的意思去做。(1分)	
10	请您给我写一个完整的句子，有意义的句子(句子要有主语、谓语，且有意义)。(1分)	
11	出示图案，请您照这个样子把它画出来。	
总分		

注：共30分。正常与不正常分值：文盲 > 17分；小学程度 > 20分；中学(包括中专)程度 > 22分；大学(包括大专)程度 > 24分。

3. 记忆功能评定，见表2-11-3。

表 2-11-3 记忆功能评定内容和方法

记忆障碍类型			检查方法	结 果
瞬时记忆的评定(即时)	1. 言语记忆		数字广度测验 词语复述测验	
	2. 非言语记忆		视觉图形记忆	
短时记忆的评定(30s)	1. 言语记忆		数字广度测验 词语复述测验	
	2. 非言语记忆		视觉图形记忆	
长时记忆评定	情节记忆	顺行性记忆 言语测验 非言语测验 逆行性记忆	回忆复杂的言语信息 词汇表学习 词汇再认 视觉再现 新面容再认 个人经历记忆 社会事件记忆 著名人物记忆	
	语义记忆		常识测验 词汇测验 分类测验 物品命名 指物测验	
	程序性记忆			

4. 注意功能评定,见表 2 - 11 - 4。

表 2 - 11 - 4　注意功能评定内容和方法

注意类型	检查方法	结　果
觉醒水平	反应时检查 等速拍击试验	
容量性检查	数字复述 连减或连加的测验 轨迹连线测验	
选择功能	"A"无意义文字测验 听运动检查法 划消试验 删字测验	

5. 知觉障碍评定,见表 2 - 11 - 5。

表 2 - 11 - 5　知觉障碍评定内容和方法

类　　　型			检查方法	结　果
视觉空间障碍	1. 空间定位障碍 2. 半侧空间失认		绘图 图片 实物定位 划消试验 线段二等分 绘图试验	
失认症	视觉失认	物体失认 相貌失认 颜色失认 同时失认	说出日常物品或绘图卡片 辨认照片 分辨颜色 描述复杂图片 辨认音乐 让患者辨认环境音 闭目触摸物体识别形状材料	
	听觉失认	音乐失认 失环境音		
	触觉失认			
失用症	1. 意念运动失用 2. 意念性失用 3. 结构失用 4. 其他失用 　肢体运动失用 　口腔颜面失用 　步行失用 　眼球运动失用 　手指失用 　躯干失用 　穿衣失用		完成简单动作(敬礼)或使用物品(火柴)(徒手、模仿) 让患者完成一个连续动作(沏茶、刷牙等)(徒手、模仿) 画平面或立体图形、搭积木 根据相应部位,让患者完成某日常动作(如弯胳膊、握拳、睁眼、闭眼、伸出舌头、起立、走路、穿衣等)	

6. 情绪情感功能障碍评定,常用抑郁自评量表(SDS,见表 2 - 11 - 6)及焦虑自评量表(SAS,见表 2 - 11 - 7)。

表 2 - 11 - 6　抑郁自评量表(SDS)

请你不要有所顾忌,应该根据自己的真实体验和实际情况来回答,不要花费太多的时间去思考,应顺其自然,应根据第一印象作出判断。

项　　　目	A. 很少	B. 小部分时间	C. 相当多的时间	D. 绝大部分时间	工作人员评定	评分说明
1. 我觉得闷闷不乐,情绪低沉。						
2*. 我觉得一天之中早晨最好。						
3. 我一阵阵哭出来或觉得想哭。						
4. 我晚上睡眠不好。						
5*. 我吃得跟平常一样多。						
6*. 我与异性密切接触时和以往一样感到愉快。						
7. 我发觉我的体重在下降。						
8. 我有便秘的苦恼。						
9. 我心跳比平时快。						
10. 我无缘无故地感到疲乏。						
11*. 我的头脑跟平常一样清楚。						
12*. 我觉得经常做的事情并没有困难。						
13. 我觉得不安而平静不下来。						
14*. 我对将来抱有希望。						
15. 我比平常容易生气激动。						
16*. 我觉得作出决定是容易的。						
17*. 我觉得自己是个有用的人,有人需要我。						
18*. 我的生活过得很有意思。						
19.我认为如果我死了别人会生活得好些。						
20*. 平常感兴趣的事我仍然照样感兴趣。						
得分						

计分:正向计分题 A、B、C、D 按 1、2、3、4 分计;反向计分题按 4、3、2、1 计分。正向计分题号:1、3、4、7、8、9、10、13、15、19。反向计分题号:2、5、6、11、12、14、16、17、18、20。总分乘以 1.25 后取整数,即得标准分。标准分小于 50 正常,50～59 分为轻度抑郁,60～69 分为中至重度抑郁,大于 70 分为重度抑郁。

表 2 - 11 - 7　焦虑自评量表(SAS)

项　　　目	A. 很少	B. 小部分时间	C. 相当多的时间	D. 绝大部分时间	工作人员评定	评分说明
1. 我觉得比平常容易紧张或着急。						
2. 我无缘无故地感到害怕。						
3. 我容易心里烦乱或觉得惊恐。						
4. 我觉得我可能将要发疯。						
5*. 我觉得一切都很好,也不会发生什么不幸。						
6. 我手脚发抖打颤。						
7. 我因为头痛、颈痛和背痛而苦恼。						
8. 我感觉容易衰弱和疲乏。						
9*. 我觉得心平气和,并且容易安静坐着。						
10. 我觉得心跳得很快。						
11. 我因为一阵阵头晕而苦恼。						
12. 我有晕倒发作,或觉得要晕倒似的。						
13*. 我吸气呼气都感到很容易。						
14. 我的手脚麻木和刺痛。						
15. 我因为胃痛和消化不良而苦恼。						
16. 我常常要小便。						
17*. 我的手脚常常是干燥温暖的。						
18. 我脸红发热。						
19*. 我容易入睡并且一夜睡得很好。						
20. 我做恶梦。						
得分						

记分:5、9、13、17、19 为反向计分题,按4、3、2、1记分;其余题为正向计分题,按1、2、3、4记分。总分乘以1.25后取整数,即得标准分。标准分小于46分为正常;46~50分为轻度焦虑,大于50分为明显焦虑。

【注意事项】

1. 如果患者意识障碍,只能进行昏迷量表评定,无法进行其他心理功能评定。

2. 认知功能也可以通过成套量表进行评定,如韦氏记忆量表等。

3. 情绪情感评定在康复医学领域主要是进行抑郁和焦虑的评定。

【思考题】

1. 注意力障碍的评定包括哪些方面内容,各有哪些方法?

2. 知觉障碍的评定包括哪些方面的内容,各有哪些方法?

(徐琳峰　赵健乐　黄玲芬)

第三章　物理治疗技能

实训一　呼吸功能训练与排痰技术

【目的与要求】

1. 掌握呼吸训练的基本方法。
2. 掌握咳嗽训练的基本方法。
3. 掌握体位引流的基本方法。

【学时】

3 学时

【准备】

1. 用物准备：治疗床、靠背椅、枕头、1~2kg 沙袋。
2. 患者(模特)体位舒适，情绪稳定，着宽松衣裤、软底鞋。

【操作步骤】

1. 教师讲解并演示呼吸训练方法、咳嗽训练方法和体位引流的各种方法。

(1) 呼吸训练方法

① 腹式呼吸训练：患者处于舒适放松姿势，治疗师将手放于患者前肋骨下方的腹直肌上，让患者缓慢用鼻吸气，吸气时胸廓平静、腹部鼓起，有控制度地缓慢呼气，重复 3~4 次后休息；然后让患者将手放于腹直肌上，体会腹式呼吸，吸气时手上升，呼气时手下降(图 3-1-1、3-1-2)。

② 膈肌阻力呼吸训练：仰卧位，头稍抬高，让患者做横隔吸气，吸气时上腹部鼓起，上胸廓平静；然后在上腹部放置 1~2kg 沙袋，让患者做横隔吸气；患者能保持膈肌呼吸 15min 时，可增加沙袋重量。

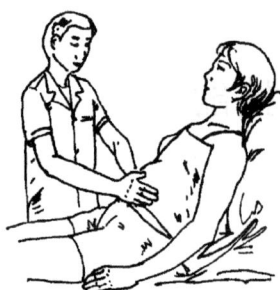

3-1-1　半坐位膈肌呼吸训练　　　　　图 3-1-2　双手置于腹部感觉膈肌动作

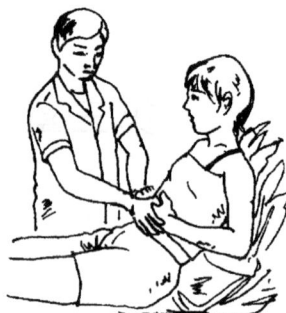

③ 局部呼吸训练：患者坐位或屈膝仰卧位，治疗师双手置于患者下肋骨侧方，患者呼气时，治疗师手掌向下施压，患者吸气前，治疗师手掌快速向下向内牵张胸廓；患者吸气时，抵抗治疗师手掌向下的阻力(图 3-1-3,3-1-4)。

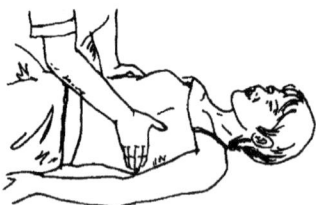

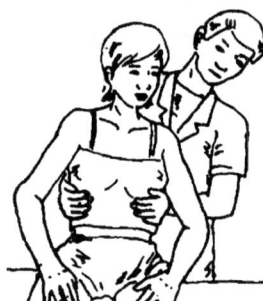

图 3-1-3　仰卧位双侧肋扩张　　　　　图 3-1-4　坐位双侧肋扩张

④ 吹笛式呼吸训练：患者处于舒适放松姿势，指导患者缓慢的深吸气，呼气时让患者嘴唇做出吹笛式的呼气，呼气时必须被动放松，治疗师将双手放于腹肌上，避免腹肌收缩用力呼气(图 3-1-5)。

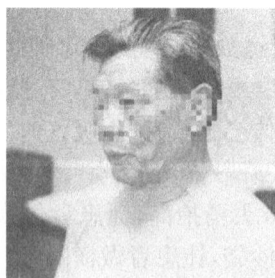

图 3-1-5　吹笛式呼吸训练

⑤ 预防及解除呼吸急促：患者坐位，放松，身体前倾，该体位可刺激膈肌呼吸，按医嘱使用支气管扩张剂；让患者吹笛式呼气，同时减慢呼气速率，呼气时不要用力。每次吹笛式呼气后，以腹式呼吸吸气，不要使用辅助肌；让患者保持此姿势，并尽可能放松地继续吸气(图 3-1-6)。

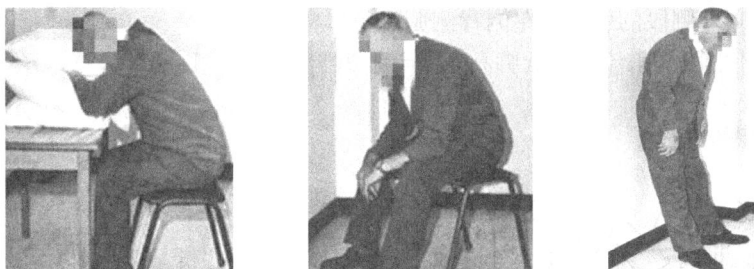

图 3-1-6　预防及解除呼吸急促

（2）咳嗽训练方法

① 有效咳嗽训练：患者处于放松舒适姿势，坐位或身体前倾，颈部稍微屈曲。患者双手置于腹部且在后期时做 3 次哈气以感觉腹肌的收缩；患者练习发"K"的声音以感觉声带绷紧、声门关闭及腹肌收缩。当患者将这些动作结合时，治疗师立即指导患者做放松的深吸气，接着做急剧的双重咳嗽。

② 诱发咳嗽训练：对于腹肌无力的患者，取仰卧位，治疗师一手掌根部置于患者剑突远端的上腹区，另一手压在前一手上，手指张开或交叉，患者尽可能深吸气后，治疗师在患者咳嗽时给予手法协助，向内、向上压迫腹部，将横膈往上推。

对于有伤口的患者，咳嗽时将双手紧紧地压住伤口，以固定疼痛部位。对于分泌物比较浓稠的患者，可吸入黏液溶解剂、支气管扩张剂等药物协助排痰（图 3-1-7）。

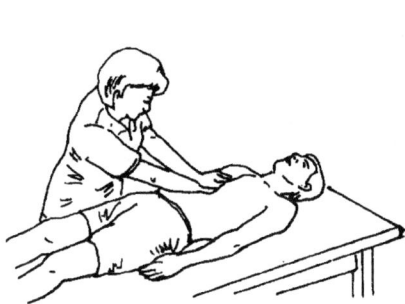

治疗师协助咳嗽技巧（仰卧）　　　　治疗师协助咳嗽技巧（坐位）

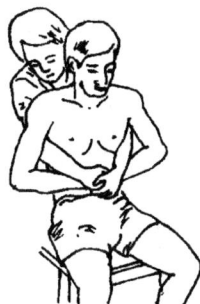

图 3-1-7　诱发咳嗽训练

（3）体位引流

引流技术手法包括叩击、振动和摇法。叩击时，手指并拢，掌心握成杯状，运用腕部力量在引流部位胸壁上有节奏的敲击，双手轮流叩击拍打 30～45s。运用振动手法时，嘱患者做深呼吸，在深呼气时缓和地压迫并急速地振动胸壁，连续 3～5 次，然后再做叩击。使用摇动手法时，嘱患者呼气，同时治疗师的手以大幅度的动作形成一个间歇性的弹跳手法，并压迫、摇动胸壁。可用的体位如下：

① 左肺上叶肺尖段的引流：采取腿上放垫被，两臂放置于垫被之上呈躬背的坐位。

② 左肺上叶下段的引流：头低脚高，右半侧仰卧位。

③ 左肺下叶后底段的引流：头低脚高，右半侧俯卧位。

④ 右肺上叶的引流：采取半卧位。

⑤ 右肺中叶外侧段的引流：左侧背侧俯卧位。

⑥右肺中叶中段的引流：头低脚高，左半侧仰卧位（图 3－1－8）。

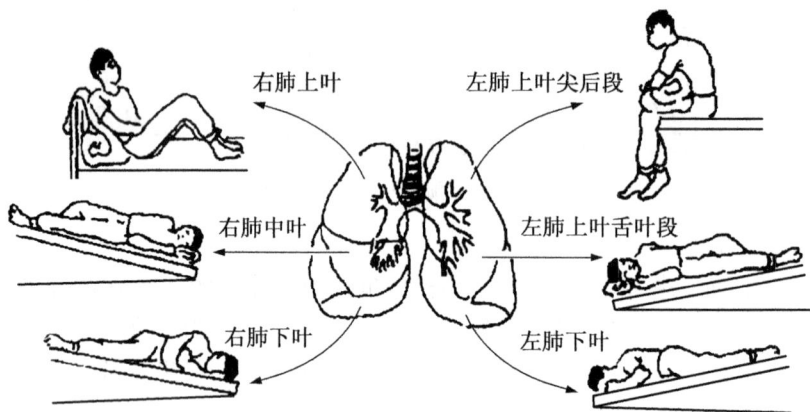

图 3－1－8　体位引流

2. 学生两人一组，互相轮换扮演治疗师以及患者，练习上述操作技术。教师巡视、评价、指导和回答学生操作中遇到的问题。

【注意事项】

1. 体位引流时，叩击应注意力度，避免力度过大引起疼痛等不适。

2. 当腹部有手术切口时，应注意保护，避免加大伤口张力引起疼痛。

【思考题】

1. 解释 FEV1/FVC 减少的临床意义，列举临床出现 FEV1/FVC 减少的两个常见疾病。

2. 简述体位引流的适应证、禁忌证。

实训二　关节活动技术

【目的与要求】

1. 掌握上、下肢主要关节的徒手被动活动训练方法。

2. 掌握上、下肢主要关节的主动以及辅助活动训练方法。

3. 熟悉各种关节活动器械的使用。

【学时】

8 学时

【准备】

1. 用物准备：治疗床、治疗垫、毛巾卷、PT凳、体操棒、肋木、滑轮练习器、肩关节训练器、前臂旋转训练器、腕关节训练器、髋关节训练器、踝关节训练器。

2. 患者（模特）体位舒适，情绪稳定，着宽松衣裤、软底鞋。

【操作步骤】

1. 教师讲解各种关节活动器械的使用方法并示范操作。

体操棒、肋木、滑轮练习器、肩关节练习器、前臂旋转练习器、腕关节训练器、髋关节训练器、踝关节训练器、CPM等的使用方法和注意事项。

2. 学生分小组熟悉和操作各种关节活动器械。

3. 教师讲解并示范各重点关节的活动方法，包括主动活动训练、辅助训练以及关节可动范围内的徒手被动训练。

肩胛骨：上举与下压、前突与后缩、复合运动。

肩部关节：屈曲与伸展、外展、水平内收与外展、内旋与外旋。

肘关节：屈曲与伸展。

前臂：旋前与旋后。

腕关节：屈曲与伸展。

髋关节：屈曲与伸展、内收与外展、内旋与外旋。

膝关节：屈曲与伸展。

踝关节：背屈与跖屈。

颈椎：侧屈和旋转、屈曲与伸直。

腰椎：旋转、屈曲与伸直。

4. 学生两人一组，互相轮换扮演治疗师以及患者，练习上述操作技术。教师巡视、评价、指导和回答学生操作中遇到的问题。

【注意事项】

维持与改善关节活动范围的训练，无论是关节主动活动还是被动活动，均不应妨碍受损组织的愈合以及导致疼痛程度增加。

【思考题】

1. 试述关节可动范围内徒手被动活动的技术要点。

2. CPM对于因组织机化、粘连挛缩导致的ROM受限有效吗？为什么？

3. 主动关节活动度训练和被动关节活动度训练的效果上有哪些限制？

4. 对卧床患者进行适当的关节被动活动的目的有哪些？如果运动不当，可能导致哪些问题？

实训三 软组织牵伸技术

【目的与要求】

1. 掌握四肢主要肌肉和肌群的徒手牵伸技术。
2. 掌握四肢主要肌肉和肌群的自我牵伸方法。
3. 熟悉利用器械进行软组织牵伸的方法。

【学时】

8 学时

【准备】

1. 用物准备：治疗床、治疗垫、毛巾卷、PT 凳、体操棒、肋木、肘关节牵引椅、滑轮系统、沙袋。
2. 患者(模特)体位舒适，情绪稳定，着宽松衣裤、软底鞋。

【操作步骤】

1. 教师讲解各种关节活动器械的使用方法并示范操作。
体操棒、肋木、肘关节牵引椅、滑轮系统、沙袋等的使用方法和注意事项。
2. 学生分小组熟悉和操作各种关节活动器械。
3. 教师讲解并示范各重点肌肉和肌群的手法牵伸方法；示范主要关节自我牵伸的方法。
肩关节：屈曲、后伸、外展、内旋、外旋、水平外展。
肘关节：屈曲、伸直。
腕关节：屈曲、伸展、桡偏、尺偏。
前臂：旋前、旋后。
髋关节：屈膝时屈髋、伸膝时屈髋、伸直、屈膝下伸髋、内收、外展、内外旋。
膝关节：屈曲、伸直、终末伸膝。
踝关节：背屈、跖屈、内翻、外翻。
4. 学生两人一组，互相轮换扮演治疗师以及患者，练习上述操作技术。教师巡视、评价、指导和回答学生操作中遇到的问题。

【注意事项】

进行软组织牵伸时，注意避免使用暴力造成损伤。

【思考题】

1. 为何常规不做盂肱关节的外展肌群牵伸？
2. 如何分别进行小腿比目鱼肌以及腓肠肌的牵伸。

实训四　关节松动技术

【目的与要求】

1. 掌握关节松动技术的基本手法和原则。
2. 掌握关节松动技术的手法分级及上、下肢主要关节和脊柱的关节松动技术。
3. 初步熟悉各级手法的临床应用。

【学时】

8 学时

【准备】

1. 用物准备：治疗带、治疗床、治疗垫、毛巾卷、PT 凳。
2. 患者(模特)体位舒适,情绪稳定,着宽松衣裤、软底鞋。

【操作步骤】

1. 教师介绍并示范关节松动的方法和基本的手法分级。

关节松动手法的种类：摆动、滚动、滑动、旋转、分离牵引、长轴牵引、前向、后向、头向、尾向

手法分级：Maitland 四级松动手法;示范 1、2、3、4 级手法。

2. 教师讲解并示范,重点示范肩、肘、髋、膝关节以及颈椎、腰椎关节松动技术。

肩部关节：盂肱关节、肩锁关节、胸锁关节、肩胛胸壁关节。

肘关节：肱尺关节、肱桡关节、近端桡尺关节、远端桡尺关节。

髋关节。

膝关节：胫股关节、髌股关节、近端胫腓关节。

颈椎。

腰椎。

3. 学生两人一组,互相轮换扮演治疗师以及患者,练习上述操作技术。教师巡视、评价、指导和回答学生操作中遇到的问题。

【注意事项】

进行关节松动技术时,手法应有力、均匀、柔和,注意力的幅度、速度、频率、方向,不应引起过度的疼痛,避免使用暴力造成损伤。

【思考题】

1. 简述生理运动和附属运动的定义及其相互关系。
2. 临床治疗时如何选择麦特兰德手法等级?

3. 试述关节松动技术中，凹凸定律的定义以及意义。

4. 关节正常的终末感觉有哪些？异常的终末感觉又有哪些？

实训五　增强肌力和肌肉耐力的训练

【目的与要求】

1. 掌握四肢主要肌肉的徒手阻力技术。
2. 掌握各种肌力训练器械的使用和练习方法。
3. 掌握肌力训练原则和适应症。
4. 熟悉常用的肌力训练方法。

【学时】

8 学时

【准备】

1. 用物准备：治疗床、治疗垫、毛巾卷、PT 凳、哑铃、沙袋、股四头肌训练椅、拉力器、悬吊架、滑轮系统。

2. 患者(模特)体位舒适，情绪稳定，着宽松衣裤、软底鞋。

【操作步骤】

1. 教师讲解各种肌力训练器械的使用方法并示范操作。

哑铃、沙袋、股四头肌训练椅、拉力器、悬吊架、滑轮系统等器械的使用方法和注意事项。

2. 学生分小组熟悉和操作各种关节活动器械。

3. 教师讲解并示范各重点肌肉和肌群的徒手阻力训练技术(包括助力运动、主动运动、抗阻运动)。

肩关节：屈曲、伸展、内收、外展、水平内收、水平外展、内旋/外旋肌群。

肩胛骨：肩胛骨抬举、下压、前突、后缩肌群。

肘关节：屈曲、伸展肌群。

前臂：旋前、旋后肌群。

腕关节：屈曲、伸展肌群。

髋关节：屈曲、伸直、后伸、内收、外展肌群、内旋/外旋肌群。

膝关节：屈曲、伸展肌群。

踝关节：背屈、跖屈肌群。

4. 学生两人一组，互相轮换扮演治疗师以及病人，练习上述操作技术。教师巡视、评价、指导和回答学生操作中遇到的问题。

【注意事项】

在肌力训练中，应固定所要运动的主要肌肉附着的近端，并注意，肌肉应稳定用力，避免代偿运动的出现,以防降低运动训练疗效。

【思考题】

1. 试述等长训练、等张训练以及等速训练各自的优缺点。
2. 怎样防止在肌力训练中出现过度疲劳和疼痛?

实训六　有氧训练

【目的与要求】

1. 掌握有氧运动的适应证和禁忌证。
2. 掌握运动强度的测量方法。
3. 熟悉运动处方的制订、各种有氧训练器材的使用方法。

【学时】

4 学时

【准备】

1. 用物准备:运动跑台、功率车、手摇功率车、秒表。
2. 患者(模特)体位舒适,情绪稳定,着宽松衣裤、软底鞋。

【操作步骤】

1. 学生两人一组,分别扮演治疗师和患者。治疗师计算患者合理的靶心率,指导患者以靶心率进行一次完整的有氧运动(以持续训练法进行,慢跑作为运动方式)。
2. 在训练活动时,用主观法简单自测合理的运动强度。
3. 在训练活动结束 5~10s 内,治疗师用秒表测量患者的心率,并与运动前预计的靶心率作比较。

【注意事项】

运动中互相监护,注意防止运动伤害。

【思考题】

1. 用直接最大心率百分数法计算自己的靶心率。
2. 合理的运动频率是怎样的? 为什么?
3. 这次有氧训练,你(或者你的患者)的运动量是否足够? 不用任何仪器如何测量? 如果不够或者过量,可能的原因是什么?

实训七　肢体摆放及转换、转移训练(一)

【目的与要求】

1. 掌握偏瘫患者正确的体位摆放方法。
2. 掌握偏瘫患者的体位转换和转移方法。

【学时】

4 学时

【准备】

1. 用物准备：治疗床、PT 凳、头、椅子、轮椅、坐便器。
2. 患者(模特)体位舒适,情绪稳定,着宽松衣裤、软底鞋。

【操作步骤】

1. 学生复习偏瘫的痉挛模式,观看偏瘫良肢位摆放的录像。

2. 教师讲解并示范偏瘫良肢位摆放。

(1) 患侧卧位：将患肩拉出前伸,肘关节伸直,前臂旋后,指关节伸展,患侧髋关节伸展,膝关节微屈,健腿屈曲向前置于体前支持枕上。

(2) 健侧卧位：患肩前伸,肘、腕、指各关节伸展,放在胸前的枕上,患腿屈曲向前放在身体前面的另一支撑枕上,髋关节自然屈曲。

(3) 仰卧位：患臂放在体旁的枕上,肩关节前伸,伸肘,旋后,腕背伸,手指伸展,患侧臀部和大腿下放置支撑枕,使骨盆前伸。为防止患腿外旋,膝下可置一小枕,使膝关节微屈。

3. 教师讲解并示范偏瘫患者体位转换的方法,包括辅助以及独立下翻身、坐起、坐位平衡、坐位移动、坐—站训练、移乘训练。

(1) 向患侧翻身

① 双手 Bobath 握手前伸,下肢屈膝;

② 健上肢带动患上肢先摆向健侧,再反方向摆向患侧;

③ 以借摆动的惯性翻向患侧;

④ 调整好患侧卧位姿势。

(2) 向健侧翻身

① 患者仰卧,健足置于患足下方。

② 双手 Bobath 握手上举后向左、右两侧摆动;

③ 利用躯干的旋转和上肢摆动的惯性向健侧翻身;

④ 调整好健侧卧位姿势。

(3) 健侧坐起

① 健侧卧位,患腿跨过健腿;

② 健侧前臂支撑体重,头颈躯干向上侧屈;

③ 用健腿将患腿移到床缘下;

④ 改用健手支撑,使躯干直立。

（4）患侧坐起

① 患侧卧位,用健手将患臂置于胸前,提供支撑点;

② 头颈躯干向上侧屈;

③ 健腿跨过患腿,在健腿帮助下将双腿置于床缘下;

④ 用健侧上肢横过胸前置于床面上支撑,侧屈起身、坐直。

（5）坐—站训练

① 双足与肩同宽,两足跟落后于两膝,患足稍后,以利负重及防止健侧代偿。

② 双手 Bobath 握手,双臂前伸;

③ 躯干前倾,使重心前移,患侧下肢充分负重;

④ 臀部离开床面,双膝前移,双腿同时用力慢慢站起,完全伸膝前重心应充分前移;

⑤ 立位时双腿同等负重,整个过程中患者不得低头。

注意事项:① 椅子应结实、牢固、椅面硬,具有一定的高度。高椅子比矮椅子易于站起,开始训练时,应选择高椅子。② 有扶手的椅子比较理想,有利于站起和坐下时的支撑。③ 轮椅应制动,脚踏板向两侧移开,避免皮肤的损伤。

4. 学生两人一组,互相轮换扮演治疗师以及病人,练习上述操作技术。教师巡视、评价、指导和回答学生操作中遇到的问题。

【注意事项】

在进行角色扮演和练习时,应注意扮演偏瘫患者在不同恢复时期的临床表现。

【思考题】

1. 偏瘫患者何种体位姿势最好？ 为什么?

2. 偏瘫患者坐—站训练的要点有哪些?

实训八　肢体摆放及转换、转移训练（二）

【目的与要求】

1. 掌握脊髓损伤患者正确的体位摆放方法。

2. 掌握脊髓损伤患者的体位转换以及转移方法。

3. 掌握偏瘫患者以及脊髓损伤患者的持杖步行以及助行器的使用方法。

4. 熟悉人工被动转移的基本方法。

【学时】

6 学时

【准备】

1. 用物准备：治疗床、PT 凳、枕头、椅子、轮椅、助行器、坐便器、腋拐、手杖、阶梯。

2. 患者(模特)体位舒适，情绪稳定，着宽松衣裤、软底鞋。

【操作步骤】

1. 学生观看脊髓损伤患者体位放置以及转换转移训练的教学录像。

2. 教师讲解并示范脊髓损伤患者正确的体位摆放方法

(1) 仰卧位：患者头下放置枕头固定头部两侧，必要时可将颈部保持为过伸位，肩胛、上肢、膝、踝下垫枕(若为四肢瘫，则应保持伸膝但避免过伸；髋稍外展中立位、同时避免旋转；踝保持中立位)，腕关节保持在背伸 40°左右。

(2) 侧卧位：上肢保持伸展位(必要时肩前屈，两上肢间放置枕头)，下肢屈曲位，肢体下放置软垫或者长枕，背后放置长枕以保持侧卧位。

3. 教师讲解并示范脊髓损伤患者体位转换以及体位转移方法，包括辅助以及独立下翻身、坐起、坐位平衡、坐位移动、坐—站训练以及移乘训练。

(1) 翻身训练

① 脊髓损伤早期的全辅助翻身训练；

② 利用布带进行翻身训练；

③ 独立翻身训练。

(2) 坐起训练

① C6 以上损伤四肢瘫患者的坐起训练；

② C7 损伤患者的坐起训练；

③ 截瘫患者的坐起训练。

(3) 坐位前方移动训练、坐位侧方移动训练

(4) 四肢瘫痪者的辅助站起训练、截瘫患者的佩戴矫形器站起训练。

(5) 移乘训练

① 辅助/独立由床到轮椅的转移；

② 辅助/独立由轮椅到床的转移：包括斜向转移、直角转移、平行转移。

4. 教师讲解并示范偏瘫患者、脊髓损伤患者持杖步行以及助行器的使用方法。

5. 教师讲解并示范被动转移的基本方法，包括椅式搬运法和穿臂搬运法。

6. 学生两人一组，互相轮换扮演治疗师以及病人，练习上述操作技术。教师巡视、评价、指导和回答学生操作中遇到的问题。

【注意事项】

在进行角色扮演和练习时，应注意扮演不同水平脊髓损伤患者的临床表现。

【思考题】

1. 单头手杖与三角、四角手杖相比有何优缺点？

2. 带轮子的助步器的优点和缺点是什么？

3. 辅助和被动转移中，物理治疗师应该如何保护自己以减少可能的伤害？

实训九　平衡功能训练

【目的与要求】

1. 掌握平衡功能训练的基本原则和注意事项。
2. 掌握坐位平衡、跪位平衡、立位平衡的基本训练方法。
3. 熟悉保护性伸展反射的诱发训练方法。

【学时】

4 学时

【准备】

1. 用物准备：治疗床、PT 凳、平衡板、平行杠、抛接球、软垫、巴氏球。
2. 患者(模特)体位舒适,情绪稳定,着宽松衣裤、软底鞋。

【操作步骤】

1. 坐位平衡训练
(1) 长坐位训练(双腿伸直置于床上)：
静态平衡：独坐能保持身体姿势稳定。
自动态平衡：独坐能前后左右移动重心;抛接球训练。
他动态平衡：他人被动移动重心后能保持平衡。
(2) 端坐位训练(坐于床边)：静态/自动态/他动态平衡。
2. 跪位平衡训练
四点跪位训练(双膝加双手)：静态/自动态/他动态平衡。
三点跪位训练(双膝加一手或双手加一膝)：静态/自动态/他动态平衡。
双膝跪位训练：静态/自动态/他动态平衡。
3. 立位平衡训练
平行杠内训练：静态/自动态/他动态平衡。
平行杠外训练：静态/自动态/他动态平衡。
平衡板上训练：自动态/他动态平衡(治疗师同时站于板上保护患者)。
抛接球训练：各个方向抛接训练。
巴氏球训练：俯卧位训练、单/双腿负重训练、站起训练。
4. 保护性伸展反射诱发训练
手膝位训练、坐位训练、器械训练。
5. 学生两人一组,互相轮换扮演治疗师以及病人,练习上述操作技术。教师巡视、评价、指导和回答学生操作中遇到的问题。

【注意事项】

1. 在进行角色扮演和练习时,应注意扮演各种疾病所致不同平衡障碍的临床表现。
2. 注意安全,避免跌倒。

【思考题】

1. 分别测量站立位、睁眼和闭眼时,向前晃动达稳定极限时距人体中线的距离,并说明产生差值的原因。
2. 试述进行平衡训练的基本原则。
3. 在平衡训练时,是否应该给予患者充分的安全感? 谈谈你的看法。

实训十　协调功能训练

【目的与要求】

1. 掌握协调功能训练的基本原则和注意事项。
2. 掌握上肢交替运动、下肢交替运动、整体协调性训练的基本训练方法。
3. 熟悉 Frenkel 体操的基本方法。

【学时】

3 学时

【准备】

1. 用物准备：治疗床、PT 凳、平衡板、平行杠、跳绳、毽子等。
2. 患者(模特)体位舒适,情绪稳定,着宽松衣裤、软底鞋。

【操作步骤】

1. 上肢交替运动训练

双上肢交替上举;双上肢交替屈肘;双上肢交替摸肩上举;前臂交替旋前旋后;手背掌心拍手;手指指腹轮替相触;手指轮流敲击桌面;交替拳掌互击。

2. 下肢交替运动训练

仰卧位跟膝胫运动;坐位双足交替拍打地面;坐位交替伸膝、外展内收;立位双足交替前进后退;立位足尖碰足跟直线行走。

3. 整体协调性训练

原地踏步走:踏步的同时双上肢交替摆臂,逐渐加快速度。

原地高抬腿跑:高抬腿跑的同时双上肢交替摆臂,逐渐加快速度。

其他:跳绳,踢毽子等。

4. 学生两人一组,互相轮换扮演治疗师以及病人,互相操作及自我操作练习上述技术。教师巡视、评价、指导和回答学生操作中遇到的问题。

【注意事项】

1. 协调训练应系统、有顺序地进行，临床上一般从障碍轻的一侧开始，在重的一侧结束；若两侧障碍程度相似，则先从右侧开始。

2. 减少患者恐惧心理，舒缓情绪；注意保护，防止跌倒。

【思考题】

1. 简述协调能力训练的基本原则。

2. 简述协调能力训练和平衡训练的区别点。

实训十一 牵引疗法

【目的与要求】

1. 掌握颈椎动力牵引的基本方法以及适应证和禁忌证。

2. 掌握腰椎动力牵引的基本方法以及适应证和禁忌证。

3. 了解脊椎徒手牵引的基本方法。

【学时】

3 学时

【准备】

1. 用物准备：颈椎、腰椎电动牵引仪、治疗床、PT 凳。

2. 患者（模特）体位舒适，情绪稳定，着宽松衣裤、软底鞋。

【操作步骤】

1. 教师讲解及示范颈椎、腰椎电动牵引器的操作方法，并讲解注意事项。

2. 学生两人为一组，分别扮演治疗师和患者，计算合理的牵引重量，互相练习颈椎牵引和腰椎牵引。

3. 学生观看脊椎徒手牵引录像，教师示范颈椎徒手牵引的基本方法。

4. 学生操作结束后填写实验报告，教师巡视、评价、指导和回答学生操作中遇到的问题。

【注意事项】

1. 进行颈椎牵引时，两侧悬吊带要等长，作用力要相等。枕带的受力部位应集中在枕骨粗隆中下部，颌带应兜住下颌正下方。要注意避开颈动脉窦和喉部，防止压迫颈动脉窦引起晕厥或意外发生。

2. 注意体会脊柱牵引时的感觉，若有不适，应立即停止并休息片刻，并查找原因。

【思考题】

1. 颈椎徒手牵引的临床应用有哪些?

2. 为何不能穿着大衣等较长的衣物进行腰椎牵引?

实训十二　Bobath 技术

【目的与要求】

1. 掌握 Bobath 技术的基本操作技术：关键点控制技术、反射性抑制模式的运用、翻正反应、平衡反应、防护反应的促进。

2. 熟悉 Bobath 技术在偏瘫、脑瘫康复中的应用。

【学时】

3 学时

【准备】

1. 用物准备：治疗床、治疗椅、治疗垫以及枕头等。

2. 患者(模特)体位舒适,情绪稳定,着宽松衣裤、软底鞋;学生扮演患者时,应注意扮演不同时期的脑卒中病人。

【操作步骤】

1. 关键点控制(KP)

(1) 中心控制点：胸骨柄中下段,主要控制躯干的张力;

(2) 近端控制点：头部、髂前上棘、肩峰,分别控制全身、骨盆、肩胛带部位的张力;

(3) 远端控制点：拇指、拇趾分别控制手、足。

2. 抑制技术——反射性抑制模式(RIP)

(1) 对抗偏瘫患者上肢屈肌模式的 RIP：上肢外展外旋、伸肘、前臂旋后、伸腕和伸手指(图 1-12-1)。

(2) 对抗偏瘫患者下肢伸肌模式的 RIP：下肢髋关节屈曲、内旋、膝关节屈曲、踝关节背屈外翻(图 1-12-2)。

(3) 对抗偏瘫患者躯干的 RIP：患者健侧卧位,治疗师一手放置肩关节(肩峰),一手放置髋关节(髂前上棘),使髋与肩做相反方向运动,充分牵伸躯干(图 1-12-3)。

(4) 对抗偏瘫患者手指屈曲痉挛的 RIP：拇指充分外展,其余四指掌指关节和指关节充分伸展(图 1-12-4)。

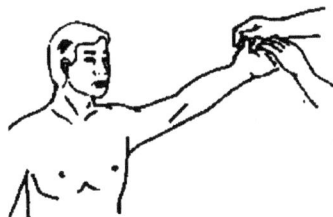

1-12-1　对抗偏瘫上肢屈曲模式的 RIP

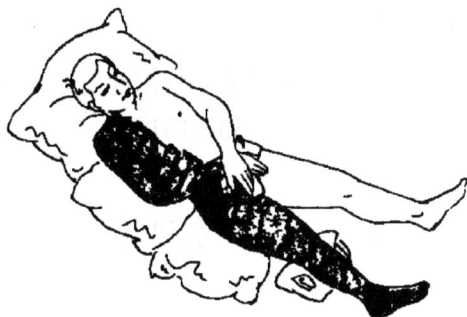

图 1-12-2　对抗偏瘫下肢伸肌模式的 RIP

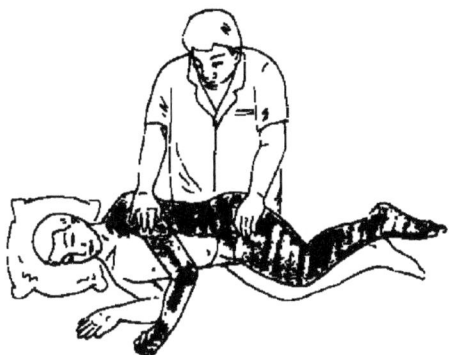

图 1-12-3　对抗偏瘫躯干的 RIP

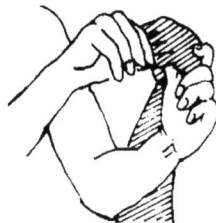

图 1-12-4　对抗偏瘫手指屈曲痉挛的 RIP

3. 促通技术

利用翻正、平衡、防护等反应对偏瘫、脑瘫患者进行功能促进的技术。

(1) 翻正反应促进：颈翻正促通、躯干翻正促通。

(2) 平衡反应促进：分别在肘撑俯卧位、手膝位、跪立位、坐位和站立位上，将患者被动向各个方向移动到失衡点上，然后让他自行返回平衡点上。再在摇板、摇椅、滚筒、大的体操球上训练平衡反应。

(3) 防护反应的促进：手膝位、长坐位、或体操球上前方或侧方的上肢防护性伸展反应。

4. 触觉和本体感觉的刺激训练

(1) 加压或负重：对关节进行挤压和负重。

(2) 放置保持控住：将肢体放置空间某一方位，嘱患者设法控住，并维持一段时间。

(3) 拍击：用指腹或手掌对相应肌肉进行拍击或叩击，诱发需要的活动。

【注意事项】

1. 应用 RIP 时不可使用暴力进行牵拉。

2. 牵拉痉挛肌肉时起初会感到阻力，随着肌肉的适应现象，肌肉的阻力会随之下降。

3. 牵拉痉挛较强的肌肉，应缓慢持续进行，预防牵张反射兴奋而产生的更明显的肌张力增高。

4. 对于严重痉挛的肌肉，需要重复牵拉才能达到缓解的目的。

【思考题】

1. 试写出 Bobath 技术中常用的关键点(KP)。

2. 简述上肢、下肢和躯干的反射抑制模式(RIP)。

实训十三　Brunnstrom 技术

【目的与要求】

1. 掌握 Brunnstrom 偏瘫六阶段评定技术。

2. 掌握联合反应、共同运动、分离运动的检查方法。

3. 熟悉 Brunnstrom 技术中常用的训练方法。

【学时】

3 学时

【准备】

1. 用物准备：治疗床、治疗椅、治疗垫以及枕头等。

2. 患者(模特)体位舒适，情绪稳定，着宽松衣裤，软底鞋；学生扮演患者时，应注意扮演不同时期的脑卒中病人。

【操作步骤】

1. Brunnstrom 偏瘫运动功能评定(参见本书第二章)

2. Brunnstrom 操作技术

根据评定结果，不同时期采用相应的治疗技术。

(1) Brunnstrom Ⅰ—Ⅱ期

1) 良肢位摆放：仰卧、健侧卧、患侧卧。

2) 利用联合反应：Raimiste 现象——屈伸诱发(图 3 - 13 - 1)、外展内收诱发(图 3 - 13 - 2)。

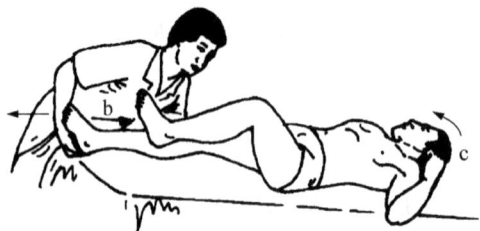

图 3 - 13 - 1　Raimiste 现象：屈伸诱发　　　图 3 - 13 - 2　Raimiste 现象：外展内收诱发

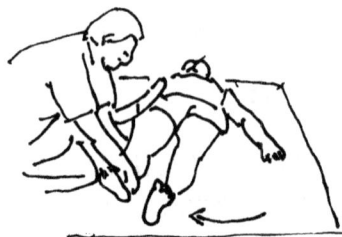

3）翻身技术——往健侧、往患侧。

4）牵拉或叩击瘫痪肌肉，引发上下肢屈肌、伸肌反应或共同运动。

5）利用紧张性反射诱发伸肌或屈肌张力：对称性颈反射；非对称性颈反射；紧张性迷路反射。

（2）Brunnstrom Ⅲ期

1）学会随意控制屈肌、伸肌共同运动。

2）利用紧张性反射、联合反应促进伸肘。

3）把共同运动应用到功能活动中：一是屈肌共同运动，如患手拿外衣、手提包、擦桌子等；二是伸肌共同运动，如穿衣时患手拿衣服让健手穿入健侧衣袖中；三是交替运用屈肌、伸肌共同运动，如擦桌子、缝衣服、编织、划船动作。

4）把共同运动与 ADL 结合，如进食、洗脸、梳头、洗健侧肢体等。

5）坐位训练：坐位平衡训练；躯干前屈、旋转训练；坐位诱发髋屈肌。

6）促进足背屈训练——BMF 反射。

（3）Brunnstrom Ⅳ期

脱离共同运动的分离运动的训练、分离运动诱发。

1）训练患手放置腰后

2）训练肩前屈 90°。

3）训练屈肘 90°时前臂旋前旋后。

4）训练手的功能活动，伸、屈、抓握和放松。

5）训练屈髋屈膝踝背屈和屈髋下屈膝大于 90°。

6）步行训练——站位平衡诱发、下肢髋外展肌诱发。

（4）Brunnstrom Ⅴ期：灵活性协调性训练

1）巩固肩部训练。

2）增强肘和前臂训练。

3）手指强化训练。

4）步行强化训练。

（5）Brunnstrom Ⅵ期：按照正常的方式来完成日常生活活动，四肢灵活性耐力训练、手精细动作训练。

【注意事项】

1. 患者一旦痉挛严重，则避免使用联合反应诱发运动。

2. 在康复治疗前，一定要进行评价以明确患者处于哪一阶段。

3. 治疗师必须熟知脑损伤后异常的病理模式。

4. 偏瘫患者实际功能表现复杂多变，治疗方案要因人而异，不能千篇一律。

5. 偏瘫功能恢复过程中，治疗方案要不断调整，所以评定贯穿于康复治疗全过程。

【思考题】

简述 Brunnstrom 偏瘫六期的特点。

实训十四　Rood 技术

【目的与要求】

掌握常用的 Rood 感觉刺激技术。

【学时】

3 学时

【准备】

1. 用物准备：治疗床、治疗椅、治疗垫以及枕头等。
2. 患者(模特)体位舒适,情绪稳定,着宽松衣裤,软底鞋;学生扮演患者时,应注意扮演不同时期的脑卒中病人。

【操作步骤】

1. 促进法：应用于弛缓期
(1) 触觉刺激：快速刷擦(图 3-14-1)、轻触摸。
(2) 温度刺激：冰刺激。
(3) 本体感觉刺激：牵拉肌肉、叩(拍)击肌腱(图 3-14-2)、挤压关节(图 3-14-3)。

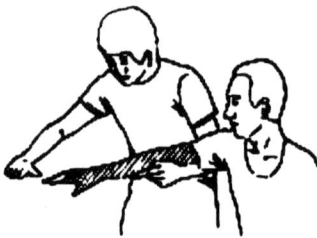

图 3-14-1　Rood 技术：快速刷擦

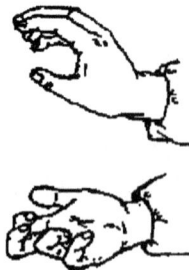

图 3-14-2　Rood 技术：叩(拍)击肌腱

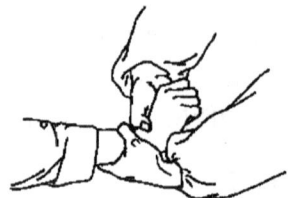

图 3-14-3　Rood 技术：挤压关节

2. 抑制法：应用于痉挛期

（1）缓慢牵拉降低肌张力。

（2）轻刷擦、挤压。

（3）温水、持续冰刺激。

（4）抗痉挛运动模式。

【注意事项】

1. 在正确体位下严格操作，充分暴露相应关节。

2. 兴奋性手法需要快速达到促进作用；抑制性手法动作要缓慢，避免加重痉挛。

3. 避免暴力，拉伤肌腱。

【思考题】

Rood 技术是一种什么样的技术，其方法有哪些？

实训十五　PNF 技术

【目的与要求】

1. 掌握 PNF 技术的基本操作技术：牵张技术、关节挤压和牵伸、施加阻力。

2. 熟悉 PNF 技术的基本操作技术：螺旋对角线运动模式。

3. 了解 PNF 技术的原理。

【学时】

3 学时

【准备】

1. 用物准备：治疗床、治疗凳等。

2. 患者（模特）体位舒适，情绪稳定。

【操作步骤】

1. 基本技术

（1）手法接触：蚓状抓握（图 3 - 15 - 1）。

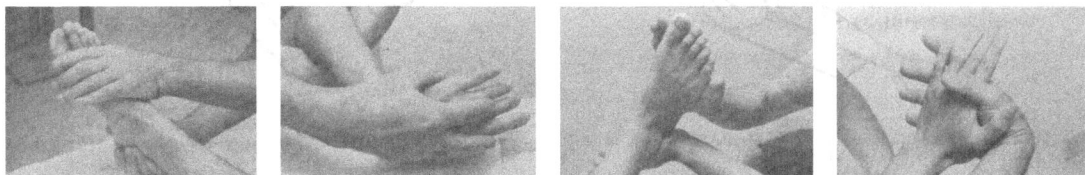

图 3 - 15 - 1　PNF 技术：蚓状抓握

（2）施加阻力。

（3）牵张和挤压。

2. 螺旋对角线运动模式

（1）上肢 D1E 运动模式

初始位：D1F；面对头部，右手握左手背，拇桡指尺，左手握前臂或肘（图 3 - 15 - 2）。

施阻方向：肩：伸展、外展、内旋。

前臂：旋前腕；伸展；手指：伸展。

口令：张开手，向下推，离开身体。

（2）上肢 D1F 运动模式

初始位：D1E；面对足部，左手握右手掌，拇桡指尺，右手握前臂或肘（图 3 - 15 - 3）。

施阻方向：肩：屈曲、内收、外旋；前臂：旋后；腕：屈曲；手指：屈曲。

口令：握拳，向上拉过身体。

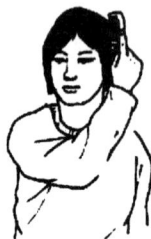

图 3 - 15 - 2　PNF 技术：上肢 D1E
　　　　　运动模式，初始位 D1F

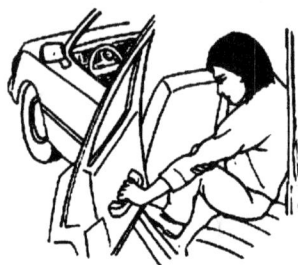

图 3 - 15 - 3　PNF 技术：上肢 D1F 运动
　　　　　模式，初始位 D1E

（3）下肢 D1F 运动模式

初始位：D1E；面对头部，右手握右足背，拇外指内，左手握大腿远端内侧面（图 3 - 15 - 4）。

施阻方向：髋：屈曲、内收、外旋；踝：背屈内翻。

口令：脚趾向上，向上抬腿，穿过身体。

（4）下肢 D1E 运动模式

初始位：D1F（图 3 - 15 - 5）；面对头部，右手握右足底，拇外指内，左手握大腿远端。

施阻方向：髋：伸展、外展、内旋；踝：跖屈外翻。

口令：脚趾向下，向下推，离开身体。

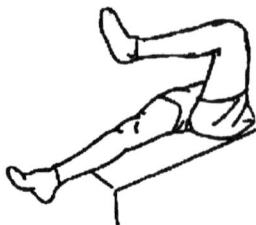

图 3 - 15 - 4　PNF 技术：下肢 D1F
　　　　　运动模式，初始位 D1E

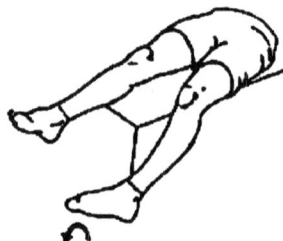

图 3 - 15 - 5　PNF 技术：下肢 D1E
　　　　　运动模式，初始位 D1F

【注意事项】

1. 中枢神经系统疾病,有痉挛患者,不能施加阻力。

2. PNF 技术是动态技术,要根据患者功能状况不断调整手法。

3. 阻力可通过重力、徒手、弹力带等提供,根据患者体质和治疗反应决定阻力大小、运动范围、运动速率、重复次数。

4. 婴幼儿、认知障碍、听力障碍患者无法理解语言提示,一般不考虑做治疗对象。

【思考题】

简述 PNF 技术的定义和基本原理。

实训十六 MRP 技术

【目的与要求】

掌握运动再学习法对偏瘫患者运动功能恢复的训练方法。

【学时】

3 学时

【准备】

1. 用物准备:治疗床、治疗凳等。

2. 患者(模特)体位舒适,情绪稳定,充分配合。治疗室充分模拟日常生活环境。

【操作步骤】

1. 上肢功能训练

(1) 分析上肢功能基本运动成分

1) 肩:外展、内收、前屈、后伸、内旋、外旋。

2) 肘:伸展、屈曲;前臂:旋前、旋后。

3) 腕:桡侧偏、尺侧偏、屈伸。

4) 手指:拇指对掌、对指、指间和掌指关节的屈伸等。

(2) 偏瘫患者常见的上肢功能异常

1) 肩胛带活动受限:外旋、前伸差;肩胛带压低。

2) 肩外展和前屈差或不能维持这些动作,患者过度上抬肩带或用躯干侧屈进行代偿活动;肩关节内旋。

3) 屈肘、前臂旋前/旋后障碍。

4) 拇指外展和外旋困难;拇对指困难。

5) 伸腕抓握困难:由于屈腕肌活动差,指长屈肌群收缩时,除屈指外也起屈腕作用。

6）手放开物体困难：放开物体时过度伸展拇指及其他手指，通常带有一些屈腕（不屈腕不能放开物体）。

7）当抓住或拾起一个物体时，前臂有过度旋前的倾向。

（3）练习丧失的部分和有关功能作业活动

1）上肢肌肉收缩并伸向物体的运动控制：分别在仰卧位和坐位练习伸向物体的控制能力（图3-16-1）。

2）维持肌肉长度，防止肌挛缩：分别在坐位和站位训练承受身体的重量。

3）诱发手功能运动控制训练：① 在桌面上利用圆柱物体、橡皮泥练习伸腕、前臂旋后（图3-16-2）；② 通过抓取和放开杯子、侧移拇指去触碰物体训练拇外展和旋转；③ 练习拇指和其他指的对指活动，并捏起各种小物体。

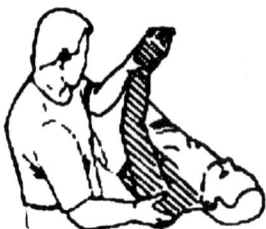

图3-16-1　仰卧位，上肢肌肉收缩并伸向物体   图3-16-2　伸腕、前臂旋后

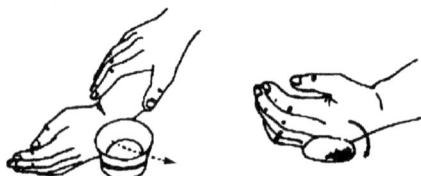

2. 口面部功能训练

（1）分析口面部功能基本运动成分

1）闭颌。

2）闭唇。

3）抬高舌后1/3以关闭口腔后部。

4）抬高舌侧缘。

（2）偏瘫患者常见的口面部功能异常

1）吞咽困难。

2）面部运动和表情不协调。

3）缺乏感情控制。

4）呼吸控制差。

（3）练习丧失的部分和有关功能作业活动

1）训练吞咽：闭颌、唇闭合、舌运动、抬高舌后1/3；治疗师用食指压舌前1/3并作水平振颤，振颤幅度应小，并且治疗师的手指在口中不应超过5s；然后治疗时帮助患者闭颌，治疗师示指用力下压舌前1/3以关闭口腔后部（图3-16-3）；紧接着闭唇、颌。

2）训练进食、喝水。

3）训练面部运动：患者在张口和闭口时，练习降低健侧面部的过度活动。治疗师用手指指出哪部分应该放松和哪部分应该运动。

4）改善呼吸控制：患者躯干前倾，上肢放在桌子上练

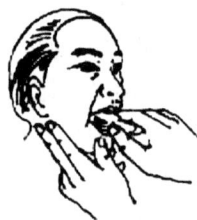

图3-16-3　示指用力下压舌前1/3
以关闭口腔后部

习深呼吸。要领为：深吸气,马上呼出,呼气时间尽量延长,或呼气时说"阿"。

3. 从仰卧到床边坐起训练

（1）分析翻身坐起动作基本运动成分

1）转向侧位时,颈的旋转和屈曲、髋和膝的屈曲、肩关节屈曲和肩带前伸、躯干旋转。

2）床边坐起时,颈侧屈、躯干侧屈、提起双腿并向床边放下。

（2）偏瘫患者常见的翻身起坐功能异常

1）患侧下肢屈髋、屈膝困难。

2）肩屈曲,肩带前伸困难,用健侧手将自己拉起进行代偿。

3）颈和躯干的侧屈动作常被旋转前屈颈部来代偿。

4）用健腿帮助患腿,将双腿移至床边。

（3）练习丧失的部分和有关功能作业活动

1）旋转、侧屈颈部训练。

2）肩、前臂屈伸训练。

3）屈髋屈膝训练。

4）从仰卧到健侧卧、从侧卧坐起、从床边躺下、将训练转移到日常生活中。

4. 坐位平衡训练

（1）分析坐位平衡的基本运动成分

1）体重分配均匀。

2）头中立位。

3）躯干伸展。

4）屈髋屈膝。

5）双足并拢。

（2）偏瘫患者常见的坐位平衡功能异常

1）双腿分开摆放。

2）移动健侧下肢代替身体重心的移动。

3）手或臂的保护性支持。

4）双脚在地面滑动代替调整平衡。

5）随意运动受限、躯干侧屈控制差、运动不灵活,身体僵硬、不敢移动、呼吸紧张等。

（3）练习丧失的部分和有关功能作业活动

1）坐在轮椅上或床上进行身体向前、向后的移动训练。

2）两侧臀部交替抬起、放下训练等。

3）头和躯干的运动。

4）够物活动。

5）拾物训练。

5. 站起和坐下训练

（1）分析站起和坐下功能基本运动成分

1）站起：① 足的放置；② 通过髋部屈曲伴颈和脊柱的伸展使躯干前倾；③ 双膝向前运动；④ 伸展髋部和膝部,完成最后站姿。

2）坐下：① 通过在髋部屈曲伴颈部和脊柱伸展使躯干前倾；② 双膝向前运动；③ 膝屈曲。

（2）偏瘫患者常见的站起、坐下功能异常

1）站起：健肢负重多、重心前移不充分、过早伸髋伸膝等代偿动作。

2）坐下：用躯干和头的屈曲代替屈髋、屈膝。

（3）练习丧失的部分和有关功能作业活动

1）正确的站起方法。

2）正确的坐下方法。

3）增加训练动作难度的训练，包括从不同高度、不同硬度的床上站起和坐下。

4）日常生活的训练：① 重心前移扶物站起；② 轮椅上扶物站起等。

6. 站立平衡训练

（1）分析站立平衡功能基本运动成分

1）双腿分开站立。

2）髋、膝伸展。

3）躯干伸展。

4）头处于中立位，双肩水平位等。

（2）偏瘫患者常见的上肢功能异常

1）支撑面过大。

2）随意运动受限。

3）重心转移不充分。

4）行走时，屈髋代替踝背屈。

5）躯干侧屈代替髋外展。

6）患侧下肢负重能力低下。

（3）练习丧失的部分和有关功能作业活动

1）髋关节对线髋关节的屈伸训练。

2）膝关节屈伸训练诱发股四头肌收缩。

3）重心偏移时的姿势调整，身体重心前后移动训练，患侧下肢负重支撑训练。

4）增加动作复杂性训练、与坐站转换相结合训练等。

7. 行走训练

（1）分析上肢功能基本运动成分

1）站立期：① 髋关节保持伸展；② 躯干和骨盆在水平面侧移；③ 在足跟触地时，开始屈膝，紧接着伸直，然后在趾离地前屈膝；④ 足背伸足跟着地，足跖屈足尖蹬地。

2）摆动期：① 髋关节伸展伴轻度膝关节屈曲；② 骨盆水平位向下侧移；③ 髋关节屈曲带动骨盆旋前；④ 足跟着地时膝关节伸展及踝关节背屈。

（2）偏瘫患者常见的上肢功能异常

1）站立期：① 髋伸展及踝背屈不足；② 膝 0°～5° 控制差；③ 骨盆平移过度；④ 骨盆向健侧倾斜。

2）摆动期：① 足趾离地时踝背屈不充分；② 膝关节屈曲范围小；③ 足跟着地时伸膝及踝背伸不足；④ 躯干后仰代偿髋关节的屈曲动作；⑤ 重心不敢侧移等。

（3）练习丧失的部分和有关功能作业活动

1）站立相训练：① 站立伸髋训练；② 站立膝关节小范围的屈伸训练；③ 踏步训练；④ 加

强骨盆水平前移动作。

2）摆动相训练：① 膝关节的屈曲控制训练；② 迈步训练；③ 上下楼梯，利用手杖、四足拐、平行杠等进行行走复杂性训练。

【注意事项】

1. 该方法需要患者积极配合，并有家属或陪护参与。

2. 训练时患者始终保持注意力集中。

3. 训练的不是某种运动模式，而是有现实意义的日常生活活动能力，所以要注重训练与日常生活功能相联系。

4. 充分利用视、听、言语的反馈。

5. 循序渐进，制订的目标要与患者能力相符合，防止运动疲劳，减弱疗效。

【思考题】

运动再学习疗法训练的内容和步骤有哪些？

（沈　晴　姬长勋　王方园）

第四章　作业治疗技能

实训一　治疗性作业活动

【目的与要求】

1. 掌握治疗性作业活动对躯体方面的治疗作用。
2. 熟悉治疗性作业活动的应用原则。
3. 了解治疗性作业活动对心理方面的治疗作用和对职业方面的治疗作用。

【学时】

3学时

【准备】

1. 用物准备：陶土、剪刀、彩纸、画笔、颜料、画纸、十字绣线、十字绣针、十字绣布、象棋、扑克、麻将等。
2. 患者(模特)体位舒适,情绪稳定,认知正常。

【操作步骤】

1. 陶土
(1) 练土。
(2) 成形：泥条盘筑法、泥板成形法、拉胚成形法、徒手捏制法。
2. 剪纸
折纸、阳刻、阴刻等。
3. 绘画
涂色、临摹、素描。
4. 十字绣
5. 游戏
棋类游戏、牌类游戏。

【注意事项】

1. 进行治疗性作业活动前,应向患者说明作业活动的治疗作用和操作步骤,取得患者的合作。

2. 为了患者的安全,应注意针、剪刀等危险工具的管理;具有攻击或自伤行为的患者避免使用危险工具进行作业活动。

3. 作业活动的选择应根据治疗目的进行选择;作业活动的治疗量根据患者的状况进行选择。

【思考题】

1. 请基于提高手指灵巧性及手眼协调性的目标为患者设计治疗性作业活动,并说明治疗性作业活动的方法、步骤和治疗量。

2. 列举几项可提高患者注意力的作业活动。

实训二　日常生活活动能力训练

【目的与要求】

1. 掌握常用的日常生活活动能力训练方法。
2. 掌握床上运动、床上翻身及床边坐起的训练方法。
3. 掌握常用的转移训练方法和偏瘫患者上、下楼梯的训练方法。

【学时】

4 学时

【准备】

1. 用物准备:对襟上衣、松紧带裤子、魔术贴鞋、偏瘫训练床、轮椅、训练用楼梯、单足拐杖。

2. 患者(模特)体位舒适,情绪稳定,有一定的动态坐位平衡能力和认知能力。

【操作步骤】

1. 偏瘫患者日常生活活动训练

(1)穿衣服活动成分:穿患侧衣袖—将上衣拉到患侧肩部—穿健侧衣袖—整理衣服,系扣。

(2)脱衣服活动成分:解开扣子—脱患侧肩部—脱健侧衣袖—脱患侧衣袖。

(3)穿裤子活动成分(坐位到站立位):坐位,患侧腿放于健侧腿上—穿患侧裤腿—放下患侧腿—穿健侧裤腿—站立,健手将裤子拉到裤腰,并整理。

(4)脱裤子活动成分(站立位到坐位):站立,健手将裤腰脱至大腿中部—坐位,脱健侧腿—患侧腿放在健腿上—脱患侧腿—放下患侧腿。

(5)穿鞋子活动成分:患侧腿放于健腿上—穿患侧鞋—患侧腿放下—穿健侧鞋。

(6)脱鞋子活动成分:患侧腿放于健腿上—脱患侧鞋—患侧腿放下—脱健侧鞋。

（7）桥式运动活动成分：仰卧，双上肢放于身体两侧—屈膝—臀部抬高，离开床面。

（8）向患侧翻身活动成分：Bobath 握手—健侧腿屈曲—头颈转向患侧—摆动上肢—躯干、骨盆、下肢转向患侧。

（9）患侧坐起活动成分：患侧卧位—健侧下肢带动患侧下肢离开床面—健手支撑在患侧肩下的床面—健侧头、颈、躯干侧屈坐起—调整坐姿。

（10）向健侧翻身活动成分：Bobath 握手—健足插入患足下方—头颈转向健侧—摆动上肢—躯干、骨盆、下肢转向健侧。

（11）健侧坐起活动成分：健侧卧位—健侧下肢带动患侧下肢离开床面—健手肘关节支撑床面—头、颈、躯干侧屈，肘关节伸展，坐起—调整坐姿。

（12）床—轮椅转移活动成分：轮椅靠在床边（健侧），与床的长轴呈 45°—轮椅制动，拉起脚踏板—健手支撑近侧扶手站起—健手扶对侧扶手—以健侧下肢为轴心旋转身体—对正轮椅慢慢坐下。

（13）轮椅—床转移活动成分：轮椅靠在床边（健侧），与床的长轴呈 45°—轮椅制动，拉起脚踏板—健手支撑近侧扶手站起—健手扶床面—以健侧下肢为轴心旋转身体—对正床慢慢坐下。

（14）上楼梯活动成分：健手扶住栏杆前移—健足上台阶—患手握住手杖上台阶—患足上台阶。

（15）下楼梯活动成分：健手扶住栏杆前移—患手握住手杖下台阶—患足下台阶—健足下台阶。

2. 脊髓损伤患者日常生活活动训练

（1）胸腰段脊髓损伤者：上肢功能完全正常，躯干部分正常，下肢完全瘫痪或部分瘫痪，能较容易独立完成翻身动作。

（2）C7 完全性损伤患者：伸肘功能保留，较容易完成翻身动作。

（3）C6 完全性损伤患者：伸肘、屈腕功能较弱，手功能丧失；只能利用上肢甩动的惯性及头颈、肩胛带的旋转带动躯干、骨盆及下肢转动来完成翻身动作。

① 仰卧位到俯卧位翻身（向右侧翻身）：双上肢上举并摆动—头转向右侧—借助惯性带动躯干和下肢向右翻成俯卧位—左前肩支撑于床面，右上肢从身体下方抽出—双上肢置于身体两侧，完成翻身动作。

② 由仰卧位坐起：双上肢上举摆动，带动躯干旋转到左侧—左肘支撑床面—仰卧位双肘支撑床面—体重转移将双肘移近躯干—身体转向左肘支撑，外旋右上肢并伸展，支撑床面—重心转向右侧，外旋左上肢并伸展，支撑床面—交替将双手向前移动，完成坐位动作。

③ 由坐位躺下：双手在髋后支撑—身体向右后倾倒，用右肘支撑—屈曲左肘，将一半体重转移至左肘—交替伸直上肢直到平躺。

（4）四肢瘫患者：需要治疗师辅助完成翻身动作。

【注意事项】

1. 日常生活活动是以一定的肢体功能为基础的，所以日常生活活动训练时机的选择应该是生命体征稳定后，具备一定的肢体功能和认知能力后开始。

2. 日常生活活动训练要循序渐进,从简单到复杂。

3. 对患者已经取得的成就要及时鼓励,帮助患者竖立训练的信心。

【思考题】

1. 简述患者主动床—轮椅转移的方法。

2. 简述患者被动转移时,治疗师的单人转移法和二人转移法。

实训三　辅助技术

【目的与要求】

1. 熟悉穿衣、进食、如厕、洗浴、转移等辅助器具的选用。

2. 掌握助行器的测量方法和选用原则。

3. 掌握轮椅的构成、选配原则和测量方法。

【学时】

4 学时

【准备】

用物准备:穿衣钩、系扣器、加粗把柄勺、加长把柄勺、手柄弯性勺、弹簧筷、防撒碗、防滑垫、坐便器、洗浴刷、洗浴椅等;单脚手杖、四脚手杖、肘杖、腋杖、前臂支撑拐、框式助行架、轮式助行架、助行椅、助行台等;不同类型轮椅、皮尺。

【操作步骤】

1. 认识穿衣、进食、如厕、洗浴自助器具,并模仿患者使用和体验自助器具。

2. 学生两人一组,互扮角色,测量各种助行器,并扮演患者使用各种助行器。

(1)手杖的测量和使用方法

站立位—地面至大转子的高度。

仰卧位—尺骨茎突到足跟的距离+2.5cm

适用于上肢有一定的支撑力,手有一定的握力,下肢功能轻度障碍者。

(2)肘杖的测量和使用方法

把手高度为站立时地面至股骨大转子高度。

前臂套的高度在肘关节和腕关节之间。

肘杖以手支撑为主,前臂支撑为辅,适用于下肢无力和下肢不能承重者。

(3)腋杖的测量和使用方法

把手高度为站立时地面至股骨大转子高度。

腋杖的顶部与腋窝保持 3～4cm 的距离。

腋杖主要靠把手来支撑体重,靠腋托来把握方向,适用于下肢无力和下肢不能承重者。

（4）框式助行架和两轮助行架的测量和使用

把手高度为站立时地面至股骨大转子的高度。

框式助行架具有很高的稳定性，使用者需要抬起助行架前行，适用于上肢功能健全、下肢平衡能力较差的步行困难者，如下肢损伤或骨折不能负重者、变形性股关节炎、膝关节炎、运动失调症、步行困难者以及长期卧床需要进行步行训练者。

两轮助行架具有很好的方向性，但转弯不方便，使用者可以推动助行架前移，适用于下肢肌力低下、慢性关节炎、脑血管病引起步行障碍者。

（5）前臂支撑拐和平台式助行架的测量和使用

把手高度为地面至尺骨鹰嘴的距离。

前臂支撑拐适用于下肢功能轻度障碍和手不能抓握者。

平台式助行架利用步行架带动身体前进，适用于全身肌力低下者。

3. 轮椅

（1）学习轮椅的组成部分：把手、靠背、椅座、扶手、侧板、轮椅架、腿托、脚踏板、大车轮、手轮、轮轴、小车轮、车闸、倾倒杆。

（2）熟悉轮椅各部分功能

靠背：低靠背上缘在肩胛骨下 2～3cm 处，乘坐时躯干活动范围大，但要有一定的躯干平衡和控制能力。普通轮椅一般为低靠背。高靠背上缘通常超过肩部，还可以增加头托。

扶手：有长扶手和短扶手。短扶手呈台阶状，前方比后方矮 15cm，便于轮椅接近桌面。扶手还有固定式和可拆卸式之分，可拆卸式扶手便于乘坐者进出轮椅的转移。

轮椅架：有折叠式和固定式两种。

车轮：大车轮位置前移，轮椅容易推动；大车轮越靠后，轮椅后方的稳定性越好（大轮直径 51cm、56cm、61cm、66cm）。

小车轮大时容易越过障碍物，但太大则使用者不易推动（小轮直径 12cm、15cm、18cm、20cm）。

大多数轮椅为大车轮在后，小车轮在前，但是特殊情况下如截肢后的患者防止轮椅向后方倾倒，需要大轮在前、小轮在后。

手轮：可根据手的抓握能力，安装带有推把的手轮。

车闸：有凹口式车闸和肘关节式车闸。凹口式车闸使用时较费力，但安全可靠。肘关节式车闸刹车力强，但容易失效。

轮胎：实心轮胎减震效果差，轮椅架易受损，但便于在地毯和平地推动；充气轮胎减震效果好，适应于不平地面行驶。

腿托：有横跨两侧式和两侧分开式，防止小腿向后滑落。

脚踏板：有固定式、开合可拆卸式、膝部角度可调式。

倾倒杆：需要抬起小轮时可踏下倾倒杆，还可防止轮椅向后方倾倒。

（3）学生两人一组，互扮角色，测量以下轮椅参数：

座位宽度：两侧臀部最宽处的距离＋5cm。

座位深度：臀部向后最突处至腘窝后端的水平距离－5cm。

座位高度：膝关节屈曲90°，足底至腘窝的距离。

脚踏板高度：与地面保持至少 5cm 距离。

扶手高度：肘关节至椅面的距离＋2.5cm。

靠背高度：低靠背轮椅为椅面到腋窝的距离－10cm。高靠背轮椅为椅面至肩部最高点的实际高度。

（4）练习平地驱动轮椅、斜坡上驱动轮椅、大轮平衡技术和驱动轮椅上下台阶。

【注意事项】

1. 选配自助器具时要对患者的障碍程度、残存功能进行评估，并开出辅助器具处方。

2. 自助器具选配后要对患者进行使用训练、效果评价和跟踪。

【思考题】

1. 某偏瘫患者，右侧上肢 BrunnstromⅣ，右手 BrunnstromⅣ，右下肢 BrunnstromⅣ。请给该患者选择合适的助行器，并进行测量。

2. 某截瘫患者，C6 水平损伤，ASIA 评级 C，请给该患者开出轮椅处方。

实训四　感觉统合训练

【目的与要求】

1. 掌握感觉统合失调的训练方法。

2. 熟悉感觉统合失调的康复评定方法。

【学时】

3 学时

【准备】

用物准备：悬吊器材、滑板、滑梯、彩虹筒、蹦床、球池、平衡木、阳光隧道、羊角球等。

【操作步骤】

学生两人一组，讨论以下病例，并运用感觉统合训练器材进行感觉统合训练。

患儿，男，12 个月，剖宫产，出生时无窒息抢救史。每次换尿布和衣服时都会哭闹。不会爬行，被动放于四点跪位，并用玩具在前方诱导向前爬行时，双下肢同时伸直并翻滚身体来索取玩具。房间有光时难入睡，睡眠差，易被环境中的声音惊醒。

1. 对该患者进行感觉统合功能评定，并分析感觉问题。

2. 提出治疗目标、治疗方案（包括治疗目的、治疗内容、治疗时间、治疗频度、注意事项等）。

3. 实施治疗。

【注意事项】

1. 感觉统合训练需严格按照治疗计划实施治疗；配合患儿心理辅导；进行家长咨询，取得家长配合。

2. 每次治疗结束后引导患儿进行精细活动及认知学习，并协助整理训练器材。

3. 每次感觉统合治疗都要在快乐的气氛中结束。

4. 进行 3 个月治疗后，需进行再次评定，以了解治疗效果，提出下一步的治疗意见，及时调整治疗方案。

【思考题】

患儿，男，5 岁，做事时注意力集中时间很短，喜欢爬高和围着桌子转。请分析该患儿的感觉问题，提出治疗目标、治疗方案。

（王　然　黄　霞　梅诗雪）

第五章 言语治疗技能

实训一 构音障碍的言语治疗

【目的与要求】

1. 掌握构音障碍的评定方法。
2. 掌握构音障碍的训练方法。

【学时】

3 学时

【准备】

1. 用物准备：评定表、棉签、压舌板、手电筒等。
2. 患者（模特）体位舒适，情绪稳定，治疗室内安静，无外界干扰。

【操作步骤】

1. 构音障碍的评定

（1）Frenchay 法

该方法由河北省人民医院修订，检查内容包括反射、呼吸、唇、颌、软腭、喉、舌、言语八大项，每项又分为 2～6 小项，共 29 小项。每小项按严重程度分为 a 至 e 五级：a 正常，b 轻度异常，c 中度异常，d 明显异常，e 严重异常，见表 5-1-1、表 5-1-2。

表 5-1-1 Frenchay 法构音障碍评定表

项	目	检查方法或提问	评定标准
反射	咳嗽	"当你吃饭或喝水时，有咳嗽或咳呛吗?"，"你清嗓子有困难吗?"	a 级—没有困难。 b 级—偶有咳、呛，或有时食物进入气管，患者主诉进食必须小心。 c 级—每日咳呛 1～2 次，清嗓子可能有困难，患者主诉进食必须待别小心。 d 级—吃饭或喝水时频繁咳呛，或有吸入食物的危险。 e 级—没有咳嗽反射，用鼻饲管进食或在吃饭、喝水、咽唾液时，连续咳嗽。

续　表

项　目		检查方法或提问	评定标准
反射	吞咽	观察患者喝下 140ml 温开水和吃两块饼干,要求其尽可能快地完成,并询问患者是否有吞咽困难。	记录进食的速度及饮食情况。注:喝一定量的水,正常时间是 4～15s,平均 8s。超过 15s 为异常缓慢。
	流涎	询问患者是否有流涎,并在会话期间观察。	a 级—没有流涎。 b 级—嘴角偶有潮湿,患者可能叙述夜间枕头是湿的(正常人在夜间也可有轻微的流涎),当喝水时轻微流涎。 c 级—当倾身向前或精力不集中时流涎,略能控制。 d 级—静止状态下流涎非常明显,但不连续。 e 级—连续不断的过多流涎,不能控制。
呼吸	静止状态	观察患者平静呼吸的情况,必要时让患者闭嘴深吸气,当听到指令后尽可能缓慢地呼出,并记下所用的时间。正常能平稳地呼出而且平均用时为 5s。	a 级—没有困难。 b 级—吸气或呼气不平稳或缓慢。 c 级—有明显的吸气或呼气中断,或深吸气时有困难。 d 级—吸气或呼气的速度不能控制,可能呼吸短促。 e 级—患者不能完成上述动作,不能控制。
	言语时呼吸	观察患者说话时有无气短。辅助评价:让患者尽可能快地一口气数到 20(10s 内),注意完成所需呼吸的次数,正常情况下要求一口气完成。	a 级—没有异常。 b 级—由于呼吸控制较差,偶尔中止平稳呼吸,患者可能声明他感到必须停下来,作 1 次外加的呼吸完成这一要求。 c 级—患者必须说得快,因为呼吸控制较差,声音可能消失,可能需要 4 次呼吸才能完成这一要求。 d 级—用吸气或呼气说话,或呼吸非常表浅,只能运用几个词,不协调,且有明显的可变性。患者需要 7 次呼吸来完成这一要求。 e 级—由于整个呼吸缺乏控制,言语受到严重障碍。可能 1 次呼吸只能说一个词。
唇的运动	静止状态	当患者不说话时,观察唇的位置。	a 级—没有异常。 b 级—唇轻微下垂或不对称(熟练检查者才能观察到)。 c 级—唇下垂,但是患者偶尔试图复位,位置可变。 d 级—唇不对称或变形(显而易见)。 e 级—严重不对称,或两侧严重病变。
	唇角外展	要求患者做一个夸张的笑。示范并鼓励患者唇角尽量抬高,观察患者双唇抬高和收缩的运动。	a 级—没有异常。 b 级—轻微不对称(熟练的检查者才能观察到)。 c 级—严重变形,只有一侧唇角抬高。 d 级—患者双唇外展和抬高均在最小范围。 e 级—患者不能在任何一侧抬高唇角,没有唇的外展。

续 表

项 目		检查方法或提问	评定标准
唇的运动	闭唇鼓腮	让患者闭唇鼓腮并坚持 15s，记录患者所用时间，注意是否有唇边漏气。若有鼻漏气，治疗师用拇、食指捏住患者鼻子；让患者清脆地发出"p"音 10 次，记下所用时间，并观察发"p"音后闭唇的连贯性。	a 级—极好的唇闭合，能保持唇闭合 15s 或用连贯的唇闭合来重复发出"p""p"之音。 b 级—偶尔唇边漏气，在爆破音的每次发音中唇闭合不一致。 c 级—患者能保持唇闭合 7～10s，发音时观察有唇闭合，但不能坚持，听不到发音。 d 级—很差的唇闭合，唇的一部分闭合丧失，患者试图闭合，但不能坚持，听不到发音。 e 级—患者不能保持任何唇闭合，看不见也听不到患者发音。
	交替动作	让患者在 10s 内重复发"u""i"10 次，尽量动作夸张并使速度与动作相一致（每秒做一次），记下所用时间，可不必要求患者发出声音。	a 级—患者能在 10s 内有节奏地连续做这两个动作，显示出很好的唇收拢和外展。 b 级—患者能在 15s 内连续做这两个动作，在唇收拢及外展时，可能出现有节奏的颤抖或改变。 c 级—患者试图做这两个动作，很费力，一个动作可能在正常范围内，但是另一个动作严重变形。 d 级—可辨别出唇形有所不同，或一个唇形的形成需做 3 次努力。 E 级—患者不可能做任何动作。
	言语时	观察会话时唇的动作（运动），重点注意唇在发音时的形状。	a 级—唇动作（运动）在正常范围内。 b 级—唇动作（运动）有些减弱或过度，偶有漏音。 c 级—唇动作（运动）较差，听到微弱的声音或爆破音、嘴唇形状有许多遗漏。 d 级—患者有一些唇动作（运动），但听不到发音。 e 级—没有观察到两唇的动作（运动），或在试图说话时唇没有运动。
颌的位置	静止状态	观察患者没有说话时颌的位置。	a 级—颌自然地处于正常位置。 b 级—颌偶尔下垂，或偶尔过度闭合。 c 级—颌下垂松弛地张开，偶尔试图闭合或频繁试图复位。 d 级—大部分时间颌松弛地张开，伴缓慢不随意运动。 e 级—颌下垂很大地张开，或紧闭，偏斜严重，不能复位。
	言语时	观察患者说话时颌的位置	a 级—无异常。 b 级—疲劳时有最小限度的偏离。 c 级—颌没有固定的位置或颌明显地痉挛，但是在有意识的控制之下。 d 级—存在一些有意识的控制，但是有严重的异常。 e 级—在试图说话时，颌没有明显地运动。

续 表

项	目	检查方法或提问	评定标准
软腭运动	返流	观察并询问患者吃饭或喝水时是否进入鼻腔。	a级—无进入鼻腔。 b级—偶尔进入鼻腔,咳嗽时偶然出现。 c级—患者诉说一周内发生几次。 d级—在每天进餐时,至少有一次。 e级—患者进食流质食物时,接连发生反流。
	抬高	让患者发"啊—啊—啊"5次,在每个"啊"之间有一个充分的停顿,使软腭有时间下降,观察患者在活动时间内软腭的运动。	a级—软腭运动充分,保持对称性。 b级—轻微的不对称,但是运动能完成。 c级—在所有的发音中软腭运动减退,或严重不对称。 d级—软腭仅有一些最小限度的运动。 e级—软腭无抬高或无运动。
	言语时	观察在会话中是否出现鼻音和鼻漏气音。辅助评价:让患者说"妹(mei)"、"配(pei)"、"内(nei)"、"贝(bei)",观察唇的变化。	a级—共鸣正常,没有鼻漏气音。 b级—轻微的鼻音过重和不平稳的鼻共鸣,或偶然有轻微鼻漏气音。 c级—中度的鼻音过重或缺乏鼻共鸣,有一些鼻漏气音。 d级—中度到过重的鼻音或缺乏鼻共鸣,或明显的鼻漏气音。 e级—严重的鼻音或鼻漏气音。
喉的运动	发音时间	让患者尽可能地说"啊",记下所用的时间和每次发音清晰度。	a级—患者能持续发"啊"15s。 b级—患者能持续发"啊"10s。 c级—患者能持续发"啊"5~10s,发音断续、沙哑或中断。 d级—患者能清楚、持续发"啊"3~5s,或能发"啊"5~10s,但是明显的沙哑。 e级—患者不能持续、清楚地发"啊"3s。
	音高	让患者唱音阶(至少6个音符),并在唱时作评价。	a级—无异常。 b级—好,但是患者显出一些困难,嗓音嘶哑或吃力。 c级—患者能表现4个清楚的音高变化,不均匀地上升。 d级—音高变化极小,显出高、低音间有差异。 e级—音高无变化。
	音量	让患者从1数到5,逐次增大音量。开始用低音,结束用高音。	a级—患者能用有控制的方式来改变音量。 b级—偶尔数数声音相似。 c级—音量有变化,但是有明显的不均匀改变。 d级—音量只有轻微的变化,很难控制。 e级—音量无变化,或者全部过小或过大。
	言语	注意患者在会话中是否发音清晰,音量和音高是否适宜。	a级—无异常。 b级—轻微的沙哑,或偶尔不恰当地运用音量或音高。 c级—由于话语长,音质发生变化,频繁地调整发音,或音高困难。 d级—发音连续出现变化,在持续、清晰地发音及音量、音调上都有困难。 e级—声音严重异常,可以明显出现一个或全部下面的特征:连续的沙哑;连续不恰当。

续 表

项 目		检查方法或提问	评定标准
舌的运动	静止状态	让患者张开嘴,在静止状态下观察舌 1min,如果患者保持张嘴有困难,可用压舌板放在其牙齿两边的边缘。	a级—无异常。 b级—舌显出偶尔的不随意运动,或最低限度的偏离。 c级—舌明显偏向一边,或不随意运动明显。 d级—舌的一侧明显皱缩,或成束状。 e级—舌显出严重的不正常,即舌体小、皱缩或过度肥大。
	伸出	让患者完全伸出舌,并收回,连续 5 次。以 4s 内做 5 次的速度示范,记下所用时间。	a级—舌在正常范围的平稳活动。 b级—活动慢(4~6s),其余正常。 c级—伸舌不规则,或伴随面部怪相,伴有明显的震颤或在 6~8s 完成。 d级—患者只能把舌伸出唇,或运动不超过 2 次,完成时间超过 8s。 e级—患者不能做这一动作,舌不能伸出唇。
	抬高	让患者把舌伸出指向鼻,然后向下指向下颌,连续 5 次。在做这一动作时鼓励保持张嘴,速度要求为 6s 内完成 5次。记录所用时间。	a级—无异常。 b级—活动好,但慢(8s 内)。 c级—两方向都能运动,但吃力或不完全。 d级—只能向一方向运动,或运动迟钝。 e级—患者不能完成这一活动,舌不能抬高或下降。
	两侧运动	让患者伸舌,从一边到另一边运动,连续 5 次,记录所用时间。正常在 4s 内完成。	a级—无异常。 b级—活动好,但慢(5~6s 完成)。 c级—能向两侧运动,但吃力或不完全,6~8s 完成。 d级—只能向一侧运动,或运动迟钝,8~10s 完成。 e级—患者不能完成这一活动,或超过 10s 完成。
言语	读字	随意选 12 张卡片。患者自己或帮其揭开卡片,读字,记录读正确的字的数量。	a级—10 个字正确,言语容易理解。 b级—10 个字正确,但是必须特别仔细听,并猜测所听到的字。 c级—7~9 个字正确。 d级—5 个字正确。 e级—2 个或更少的字正确。
	读句	清楚地将下列句子写在卡片上。随意选 12 张卡片。患者自己或帮其揭开卡片,读句,记录读正确的句的数量。	这是风车 这是一半 这是工人 这是蓬车 这是一磅 这是功臣 这是人名 这是阔绰 这是果子 这是人民 这是过错 这是果汁 这是公司 这是木船 这是诗词 这是工资 这是木床 这是誓词 a级—10 句正确,言语容易理解。 b级—10 句正确,但是必须特别仔细听,并猜测所听到的句子。 c级—7~9 句正确。 d级—5 句正确。 e级—2 句或更少的句子正确。

续　表

项　目		检查方法或提问	评定标准
言语	会话	鼓励患者会话,大约持续5min,询问有关工作、业余爱好和亲属等。	a级—无异常。 b级—言语异常,但可理解,偶尔需患者重复。 c级—言语严重障碍,能明白其中一半,需患者经常重复。 d级—偶尔能听懂。 e级—完全听不懂患者的语言。
	速度	从会话测验的录音带中判断患者的言语速度,计算每分钟字的数量。正常言语速度为2~4个字/s左右,100~200个字/min。	a级—每分钟108个字以上。 b级—每分钟84~95个字。 c级—每分钟60~71个字。 d级—每分钟36~47个字。 e级—每分钟23个字以下。

表 5 - 1 - 2　Frenchay 法构音障碍评价总结表

姓名:　　　　年龄:　　　　　性别:　　　　文化程度:　　　　诊断:

		反射			呼吸	唇					颌	软腭			喉				舌						言语				
↑功能正常	级																												
	级																												
	级																												
功能异常 ↓	级																												
	级																												
		咳嗽	吞咽	流涎	静止状态	言语	静止状态	外展	闭唇	交替	言语	静止状态	言语	反流	抬高	语言	时间	音高	音量	言语	静止状态	伸出	抬高	两侧运动	交替	言语	读字	读句	会话	速度

（2）中国康复研究中心构音障碍评定法

该方法由两部分组成，一部分是构音器官评定，另一部分是构音检查。

1）构音器官评定：包括呼吸、喉、面部、口、硬腭、舌、下颌、反射等器官功能检查，见表5-1-3。

表 5-1-3 构音器官检查记录表

Ⅰ呼吸

1. 呼吸类型：胸腹____ 胸____ 腹____　　　　2. 呼吸次数____次/min
3. 最长呼气时间____s　　　　　　　　　　　　4. 快呼气：能____ 不能____

Ⅱ喉功能

1. 最长发音时间____s
2. 音质、音调、音量

a音质异常____	b正常音调____	c正常音量____	d吸气时发声____
嘶　哑____	异常高调____	异常过高____	
震　颤____	异常低调____	异常过低____	

3. 音调、音量匹配

a正常音调变化_____　　　　　　　　　　　b正常音量变化_____
　单一音调_____　　　　　　　　　　　　　　单一音量_____

Ⅲ面部

a对称____ 不对称____	b麻痹(R/L)____	c痉挛(R/L)____
d眼睑下垂(R/L)____	e口角下垂(R/L)____	f流涎____
g怪相____扭曲____抽搐____	h面具脸_____	i口式呼吸____

Ⅳ口部肌肉

1. 撅　嘴	2. 呷　唇	3. 示　齿	4. 唇力度
a缩拢范围正常____	a力量正常____	a范围正常____	a正常____
缩拢范围异常____	力量减低____	范围缩小____	减弱____
b对称缩拢____	b口角对称____		
不对称缩拢____	口角不对称____		

Ⅴ硬腭

a腭弓正常_____	b新生物_____	c黏膜下腭裂_____
高窄腭弓_____		

Ⅵ腭咽机制

1. 大体观察	2. 软腭运动	3. 鼓颊	4. 吹
a正常软腭高度____	a中线对称____	a鼻漏气____	a鼻漏气____
软腭下垂(R/L)____	b正常范围____	口漏气____	口漏气____
b分叉悬雍垂____	范围受限____		
c正常扁桃体____	c鼻漏气____		
肥大扁桃体____	d高鼻腔共鸣____		
d节律性波动____	低鼻腔共鸣____		
或痉挛____	鼻喷气声____		

续　表

<table>
<tr><td colspan="3" align="center">Ⅶ 舌</td></tr>
<tr>
<td>1. 外伸
a 正常外伸＿＿＿＿
　偏移(R/L)＿＿＿＿
b 长度正常＿＿＿＿
　外伸减少＿＿＿＿</td>
<td>2. 舌灵活度
a 正常速度＿＿＿＿
　速度减慢＿＿＿＿
b 正常范围＿＿＿＿
　范围减少＿＿＿＿
c 灵活＿＿＿＿
　笨拙＿＿＿＿</td>
<td>3. 舔唇左右侧
a 充分＿＿＿＿＿＿
　不充分＿＿＿＿</td>
</tr>
</table>

<table>
<tr><td colspan="4" align="center">Ⅷ 下颌</td></tr>
<tr>
<td colspan="4">1. 下颌张开闭合</td>
</tr>
<tr>
<td>a 正常下拉＿＿＿
　异常下拉＿＿＿</td>
<td>b 正常上抬＿＿＿
　异常上抬＿＿＿</td>
<td>c 不平衡·扭曲＿＿＿
　或张力障碍性运动＿＿＿</td>
<td>d 下颌关节杂音＿＿＿
　膨出运动＿＿＿</td>
</tr>
<tr>
<td colspan="4">2. 咀嚼范围
　正常范围＿＿＿
　减　少＿＿＿</td>
</tr>
</table>

<table>
<tr><td colspan="3" align="center">Ⅸ 反射</td></tr>
<tr>
<td>1. 角膜反射＿＿＿＿＿</td>
<td>2. 下颌反射＿＿＿＿＿</td>
<td>3. 眼轮咂肌反射＿＿＿＿＿</td>
</tr>
<tr>
<td>4. 呕吐反射＿＿＿＿＿</td>
<td>5. 缩舌反射＿＿＿＿＿</td>
<td>6. 口轮咂肌反射＿＿＿＿＿</td>
</tr>
</table>

　　2) 构音检查：包括会话、单词、音节复述、文章水平检查、构音类似运动检查五项。

　　会话：可从通过询问患者的姓名、年龄、职业、发病情况等，观察是否可以说、音量、音调变化、是否清楚、气息音、粗糙声、鼻音化、震颤等。一般 5min 即可，需录音。

　　单词检查：此项由 50 个单词组成，根据单词的意思制成 50 张图片，将图片按记录表中词的顺序排好或在背面注上单词的号码，检查时可以节省时间。

　　表中的所有单词和文章等检查项目均用国际音标，记录也采用国际音标，除应用国际音标记录以外，无法记录的要尽量描述。检查时首先向患者出示图片，患者根据图片的意思命名，不能自述的采取复述引出。50 个词检查结束后，将查出的各种异常按表 5-1-4 进行标记。

表 5-1-4　构音检查：单词检查记录方法

表达方式	判断类型	标　记
自述引出，无构音错误	正　确	○（画在正确的单词上）
无歪曲、自述，由其他替代	置　换	—（画在错误的音标之下）
自述，省略，漏掉音	省　略	/（画在省略的音标上）
自述与目的音相似	歪　曲	△（画在歪曲的音标上）
歪曲严重，很难判定是哪个音歪曲	无法判断	×（画在无法分辨的音标下）
复述引出		（　）（画在患者复述出的词上）

音节复述检查：是按照普通话发音方法设计，共 140 个音节，均为常用和比较常用的音节。目的是在病人复述时，观察发音点的同时注意患者的异常构音运动，从而发现患者的构音特点及规律。方法为检查者说一个音节，患者复述，标记方法同单词检查，同时把患者异常的构音运动记入构音操作栏，确定发生机制，以利制订训练计划。

文章水平检查：通过在限定连续的言语活动中，观察患者的音调、音量、韵律、呼吸运用。一般选用的是一首儿歌，患者有阅读能力的自己朗读，不能读的由复述引出，记录方法同前。

构音类似运动检查：依据普通话的特点，选用代表性的 15 个构音类似运动，如：[f] (f)，[p](b)，[p′](p)，[m](m)，[s](s)，[x](x)，[s](sh)，[r](r)，[t](d)，[t′](t)，[n](n)，[l](l)，[k](g)，[k′](k)，[x](h)。

方法是检查者示范，患者模仿，观察患者是否可以做出，在结果栏能与不能项标出，此检查可发现患者构音异常的运动基础，对指导今后训练有重要意义。

2. 构音障碍的训练方法

（1）松弛训练

放松训练主要针对痉挛型构音障碍的病人。根据患者的肢体功能状态可以采用卧位或坐位，患者精力集中。由治疗师发出如下指导语，患者按指令操作：

"请坐好，集中注意力，闭上您的眼睛。自然呼吸，放松。"

第一节：脚、腿、臀部的放松

"将十个脚趾头向下屈曲、扒地、扒地，维持 3s，然后放松。再来一次。将十个脚趾头向下屈曲、扒地、扒地，维持 3s，然后放松。"

"以左脚后跟为轴心，将您的左脚向外旋转，然后转回原来的位置，放松。换一只脚，以右脚后跟为轴心，将您的右脚向外旋转，然后转回原来的位置，放松。"

"将双脚平放在地板上，用力向下踩、踩，维持 3s，然后放松。向下踩的时候感觉小腿后部紧张，放松时感到松弛。再来一次。将双脚平放在地板上，用力向下踩、踩，维持 3s，感到小腿紧张，然后放松、放松。"

"伸直时感到大腿肌肉非常紧张，放松时感到非常松弛。再来一次。把您的双腿伸直，伸直，维持 3s，然后放松、放松。"

"把双手放在两个膝盖上，把身子向前探，屁股稍抬起，处于即将站起的位置，维持 3s，然后坐下放松。身体向前时，感到腿部和臀部的肌肉紧张，坐下时感到肌肉非常松弛。再来一次。把双手放在两个膝盖上，把身子向前探，屁股稍抬起，处于即将站起的位置，维持 3s，然后坐下放松、放松。"

"好，现在仔细体会一下您的脚、腿和臀部都非常的松弛、松弛。自然地深吸一口气，缓慢呼气。"

第二节：腹部、胸和背部的放松

"请把注意力集中在腹部、胸部和背部，同时双脚、双腿和臀部要保持刚才放松的状态。"

"收腹，肚子瘪下去，维持 3s，然后放松。收腹时要感到腹部、背部和胸部紧张，放松时要感到松弛。再来一次，收腹，肚子瘪下去，维持 3s，然后放松、放松。"

"自然地深吸一口气，缓慢呼气。"

第三节：手和上肢的放松

"将注意力集中在上肢和手,同时要继续感到双脚、双腿、臀部、腹部和胸背部的松弛。"

"紧握拳,握紧,握紧,维持 3s 后放松,放松。握拳时要感到手和上肢肌肉的紧张,放松时感到松弛。再来一次,紧握拳,握紧,握紧,维持 3s 后放松,放松。"

"把双上肢向前举到肩水平,保持 3s,然后放下。上举时感到上肢和肩部肌肉紧张,放下时感到松弛。再来一次,把双上肢向前举到肩水平,保持 3s,然后放下,放松。"

"把双上肢向前举到肩水平,握拳,握紧,握紧,并保持 3s,然后放下双臂,双手松开。再来一次,把双上肢向前举到肩水平,握拳,握紧,握紧,并保持 3s,然后放下双臂,双手松开,放松。"

第四节：肩、颈、头的放松

"首先复习一下,感到双脚放松,双腿放松,臀部放松,腰腹部放松,胸背部放松。手和上肢都放松了。放松。"

"把两个肩膀向上耸,尽量靠近耳朵,耸,耸,保持 3s,然后放松。上耸时感到肩部、颈部的肌肉紧张,放松时感到松弛。再来一次,把两个肩膀向上耸,尽量靠近耳朵,耸,耸,保持 3s,然后放松。"

"把头向前下方垂下,然后缓慢地向后伸,仰头看天花板。然后把头放正。缓慢地将头转向一侧,再转向另一边。将头回到正中,感到颈部放松,放松。"

"将眉毛向上挑起,挑起,眼睛睁大,皱紧额头,维持 3s,然后放松。眉毛挑起时感到面部、头部的肌肉紧张,放松时感到松弛。再来一次,将眉毛向上挑起,挑起,眼睛睁大,皱紧额头,维持 3s,然后放松。眉毛挑起时感到面部、头部的肌肉紧张,放松时感到松弛。"

"咬牙,咬紧,咬紧,紧闭双唇,保持 3s,然后放松,嘴张开。咬紧时感到面部肌肉紧张,放松时感到松弛。再来一次,咬牙,咬紧,咬紧,紧闭双唇,保持 3s,然后放松,嘴张开。"

"把嘴张开,缓慢平稳地移动下巴,上、下、左、右,然后旋转,顺时针一下,逆时针一下,然后放松。再来一次,把嘴张开,缓慢平稳地移动下巴,上、下、左、右,然后旋转,顺时针一下,逆时针一下,然后放松。"

"用力皱起您的脸,像做鬼脸一样,皱紧,皱紧,保持 3s,然后放松。皱紧时感到面部肌肉紧张,放松时感到松弛。再来一次,用力皱起您的脸,像做鬼脸一样,皱紧,皱紧,保持 3s,然后放松。"

"现在感到头、颈、肩全部放松。两个上肢、手放松。胸背、腰腹部放松。臀部、两个腿脚放松。彻底地放松,放松。"

（2）呼吸训练

呼吸气流的量和呼吸气流的控制是正确发声的基础,训练时间根据治疗需要及患者的耐受性决定,有的患者进行 5min 呼吸训练即可,而有的患者可进行 15～20min。

1）缩唇呼吸：尽量延长呼气,鼻吸气,嘴呼气。

2）治疗师数"1、2、3",病人吸气,然后数"1、2、3",病人呼气,以后逐渐增加呼气时间,直到 10s。呼气时尽可能长时间地发"s"、"f"等摩擦音,但不出声音。经数周的练习,呼气时发音达 10s,并维持这一水平。

3）继续上述的练习,在呼气时摩擦音由弱到强,加强和减弱摩擦音强度,在一口气内尽量作多次强度改变,指导病人感觉膈部的运动和压力,这表明病人能够对呼出气流进行控制。

4）一口气呼出一长一短或一长两短的有节律的摩擦音,但是不出声音。如 s——－,—— － －或者 f—— －,—— － －,也可以发一个元音或两个元音。

5）一口气数"1、2、3",逐步增至一口气数"1、2、3……10",对一些配合不好的病人或病重的病人,可让他对着镜子先深吸气,然后呼气。

6）做上肢举起或划船动作,增加肺活量。双臂上举时吸气,放松时呼气,协调呼吸动作。

7）增加气流量:用一标有刻度的透明玻璃杯,装上 1/3 的水,把一吸管放入水中,对着吸管吹气,观察气泡达到的刻度以及吹气的持续时间。告诉病人吹气泡的结果,记录进展情况。或进行吹蜡烛、吹哨子、吹纸片等训练。

（3）发音训练

包括发音启动、持续发音、音量控制、音高控制、鼻音控制等。

1）发音启动

① 痉挛型构音障碍的喉运动异常主要是内收增加,可选择下列训练:

a. 呼气时嘴张圆发"h"音的口形,然后发"a",反复练习后可发不同长短的"h"、"a"或"ha"音。爆破音也可用来辅助发音启动,如"ba"、"bu"。

b. 与上述练习相同,做发摩擦音口形,然后做发元音口形,如"s…… a"、"s…… u"。

② 迟缓型构音障碍伴有不同程度的喉内收肌瘫痪病人可做下列训练:

a. 双手握拳,举至胸水平,然后双臂突然向下摆动,同时呼气。

b. 双手举至胸水平,双手掌突然将胸壁向内推,排出气体。

c. 双手突然用力按压桌面或椅子的扶手。

d. 双臂举至肩水平,肘部屈曲,双手十指交叉,然后突然用力将手分开。

在所有情况下,患者应大声排出气流,然后继续练习发元音。

进一步促进发音启动的方法是:深吸一口气,在呼气时咳嗽,然后将这一动作改为发元音。一旦发音建立,应鼓励患者大声叹气,促进发音。

2）持续发音

① 当病人能够正确启动发音时可进行持续发音训练,要求一口气尽可能长时间地发元音,记录发音时间,最好能够达到 15～20s。

② 由一口气发单元音逐步过渡到发两个或三个元音。

3）音量的控制

① 指导病人持续发"m"音,然后将"m"音与元音"a、u、i"等元音一起发,逐渐缩短"m"音,延长元音。

② 如果病人持续发双唇音"m"音有困难,可发鼻音"n"。

③ 朗读声母为"m"的字、词、词组、语句。目的是改善呼气和音量,通过口唇的位置变化将元音进行对比,促进元音的共鸣。

④ 保持松弛体位,深吸气后数"1、2、3……20",音量尽量大。

⑤ 在进行音量变化训练中,数数时音量可由小到大,然后由大到小,或音量一大一小交替,或发元音时音量逐渐改变。在复述练习中,鼓励病人用最大音量,治疗师逐步拉长与病人

的距离,直到治疗室可容下的最长距离。鼓励病人让声音充满房间,提醒病人尽可能地放松,深呼吸。

4) 音高控制

许多构音障碍病人表现为语音单调,或者高音异常,过高、过低或过短。因此有必要扩大音高范围,帮助病人找到最适音高,在该水平稳固发音。

① 扩大音高范围,指导病人唱音阶。可唱任何元音或辅音,如"α、α、α"或"ma、ma、ma"。如病人不能唱完整的一个八度,可集中训练三个不同音高,以后逐渐扩大音高范围。

② 当病人的音高建立后,可进行"滑移"训练,它是语调训练的前提,训练方法如下:发元音,由低—中—高;高—中—低,中—高;中—低;高—中—高;低—高—中滑动。

5) 鼻音控制

鼻音过重是指发音时,鼻腔共鸣的量过多,通常由于软腭、腭咽肌无力或不协调造成。训练方法如下:

① 深吸气,鼓腮,维持数秒,然后呼出。

② 使用直径不同的吸管,放在口中吹气,有助于唇闭合,增加唇的肌力。

③ 练习发双唇音、舌后音等,如:"ba、da、ga"。

④ 练习发摩擦音,如"fa、sa"。

⑤ 唇音、鼻辅音交替练习,如"ba、ma、mi、pai"。

(4) 口面与发音器官训练

1) 本体感觉神经肌肉促进法

① 感觉刺激:方法一用一小块冰沿颧肌肌腹由嘴角向外上划,时间 3～5s,反复刺激。方法二是用软毛刷沿着上述部位轻轻地快速刷拂 1min,刷拂后 20～30min 出现效果。

② 压力:用手指指尖对相应肌群施行触压,诱发肌收缩。

③ 牵拉:用手指对收缩的肌纤维施行反复的轻轻击打,从而刺激和诱发更大的收缩。如沿收缩的笑肌轻轻拍打,可促进微笑动作。

④ 抵抗:对运动施加一个相反方向的力量,以加强这一运动。只有病人具备能够做某种程度的肌肉收缩的力量时,才能施加抵抗的力量。抵抗力量一般施加于健侧,当患侧力量足够强时,才可施加于患侧。

2) 发音器官训练

① 下颌抬高

尽可能大地张嘴,使下颌下降,然后再闭口。缓慢重复 5 次后休息。以后逐渐加快速度,但需保持上、下颌最大的运动范围。下颌前伸,缓慢地由一侧向另一侧移动,重复 5 次后休息。

② 唇闭合、唇角外展

a. 双唇尽量地向前噘起(发"u"音位置),然后尽量向后收拢(发"i"位置),重复 5 次后休息。逐渐增加交替运动的速度,保持最大的运动范围。

b. 双唇闭紧,夹住压舌板,增加唇闭合力量。治疗师可向外拉压舌板,病人闭唇防止压舌板被拉出。

c. 鼓腮数秒,然后突然用嘴呼气(排气),有助于发爆破音。病人也可以在鼓腮时用手指挤压双颊。

③ 舌的伸出、抬高等运动

a. 舌尽量向外伸出，然后缩回，向上、向后卷起，重复 5 次后休息，逐渐增加运动次数。治疗师可将压舌板置于病人唇前，让病人伸舌够压舌板，或治疗师用压舌板抵抗病人舌的前伸，以加强舌的伸出力量，并且增加重复次数和增加运动速度。记录重复次数和运动速度。

b. 舌尖外展，尽量上抬，重复 5 次后休息，逐渐增加练习次数。练习时可用手扶住下颌以防止下颌抬高。当舌的运动力量增强时，治疗师可用压舌板协助和抵抗舌尖的上抬运动。

c. 舌面抬高至硬腭，舌尖可紧贴下齿，舌面抬起，重复 5 次后休息，逐渐增加运动次数。

d. 舌尖伸，由一侧口角向另一侧口角移动，逐渐增加两侧移动的速度，治疗师可用压舌板协助和抵抗舌的运动。

e. 舌尖沿上、下齿龈做环形"清扫"动作。

④ 软腭抬高

a. 用力叹气可促进软腭的抬高。发元音时将镜子、手指或纸巾放在鼻孔下，观察是否有漏气。

b. 重复发"a"音，每次发音之后休息 3～5s。

c. 重复发爆破音与开元音"pa"、"da"；重复发摩擦音与闭元音"si"、"shu"；重复发鼻音与元音"ma"、"mi"。

d. 用细毛刷直接刺激软腭。

e. 用冰块快速擦软腭数秒后休息，可增加肌张力。刺激后立即发元音，同时想象软腭抬高，然后鼻音与唇音交替发声，一般发"ba"、"ma"、"mi"、"pai"作为对照。

⑤ 交替运动

a. 做张、闭嘴的动作，练习颌的交替运动。

b. 唇前噘，然后缩回，练习唇的交替运动。

c. 舌伸出、缩回，舌尖在口腔内抬高、降低，舌由一侧嘴角向另一侧移动，练习舌的交替运动。

d. 快速重复交替发 u—i；da—ta；ga—ka；ba—pa；ka—la；la—ka；te—ke；ke—te；p—t—k；b—d—g。

（5）语音练习

重点在发单音训练上，然后再逐渐过渡到练习字、词、词组、语句阅读。

1）语音训练

应由易到难，根据病人具体情况进行选择。如练习发"b"，双唇紧闭，鼓腮，使口腔内气体压力升高，在发音的同时突然让气体从双唇间爆破而出。鼓励病人看治疗师的发音动作或病人在发音时照镜子，以便及时纠正自己的发音动作。还可朗读由"b"音组成的绕口令，如"八百标兵奔北坡"。对成年人最好使用真实语言，这样病人容易接受。

2）补偿技术

发音器官的肌肉无力、运动范围受限或运动缓慢使得一些病人不能达到完全准确的发音。在这种情况下，可以让病人学习发音补偿技术，以使语音接近正常和能被他人听懂。

① "l"为舌尖音，舌尖抵住齿龈。可将舌体抬高，舌尖保持于低位发音。

② "s"为舌尖前音，舌尖跟上齿背接近。可将舌尖抵住下齿背发音。

③ "p/b"音为双唇音，双唇紧闭，气流爆破而出。可将上齿抵住下唇来发这个爆破音。

④ "m"为唇音，双唇闭紧，气流出自鼻腔。可将上齿抵住下唇而产生鼻音。

⑤ "n"为舌尖音，舌尖抵上齿龈，气流从舌两边溢出。可将舌体抬高，保持舌尖于低位发音。

(6) 语言的节奏训练

1) 重音与节奏训练

① 呼吸控制可使重音和轻音显示出差异，从而产生语言的节奏特征。进行呼吸训练不但有助于发音，而且为节奏和重音控制奠定基础。

② 为了促进节奏的控制，可让病人读诗歌。诗歌有很强的节奏性，治疗师用手或笔敲打节奏点，可帮助病人控制节奏。

③ 强调重音是为了突出语意重点，或为了表达强烈感情。而用强音量读出语言的重音，是由说话人的意图和情感所决定的，没有一定的规律，如"谁今天去上海"，"谁今天去上海"，"谁今天去上海"。

④ 当病人已经建立起节奏和重音的概念，就可以让病人在日常生活中辨认和监视自己话语中的重音。病人与治疗师可一起把日常生活对话的语句标出重音，然后朗读。

2) 语调训练

① 练习元音的升调与降调。a···↗ a···↘ a···↗ ↘ a···a ↘ ↗

② 给病人做示范，让其模仿不同的语调，以表示不同情感，如生气、兴奋等。

我要去旅游了，真高兴。

孩子们又吵架了，真让人生气。

下个星期就要放假了，我特别兴奋。

每天都干这个，我烦死了。

我要去旅游了，真高兴。

孩子们又吵架了，真让人生气。

我不清楚他说的是什么意思。

他的孩子又没考上大学，真让人失望。

他母亲去世了，我很伤心。

来：让我们再试一下。

③ 练习简单陈述句、命令句的语调，这些语句要求句尾用降调。如：

我看你是对的。

孩子们在院子里玩呢。

过来，坐下！

别再说那种话了！

把那本书给我！

④ 练习疑问句,这些语句要求在句尾用升调。

你喜欢吃鱼吗?

我可以进来吗?

这是你的自行车吗?

你在工厂工作吗?

(7) 替代言语交流方法的训练

同失语症训练。

【注意事项】

1. 对中、重度构音障碍患者,最好选项目分次进行,原则是由易到难。

2. 治疗师与患者之间一对一进行,陪护人员在旁时,不能给予提示或暗示。

3. 评定时,有些患者因流涎较多影响构音语言动作,可让患者做吞咽动作,或用纸巾擦拭口水,并让患者做一次深吸气或呼气动作后再继续测试。

4. 患者存在认知障碍无法配合或意识不清者,无法进行构音测试。

【思考题】

1. 导致构音障碍的原因有哪些?

2. 构音障碍分几类?

3. 简述构音障碍的治疗程序和方法。

实训二 失语症的言语治疗

【目的与要求】

1. 掌握失语症成套测验法。

2. 掌握失语症的 Schuell 刺激疗法的原理及方法。

【学时】

3 学时

【准备】

1. 用物准备:桌子、椅子、镜子、训练用卡片等。

2. 患者(模特)体位舒适,情绪稳定,治疗室内安静,无外界干扰。

【操作步骤】

1. 失语症评定

采用《汉语失语成套测验》ABC 法,该方法是由北京大学第一医院高素荣等人编制,包括口语表达、听理解、阅读、书写、其他认知等五项内容检查，见附表。

2. 失语症系统治疗方法

（1）基础语音训练

包括构音器官运动和发音训练，具体方法同构音障碍训练方法。

（2）以改善语言功能为目的的措施（Schuell 刺激疗法）

训练方法：两人一组，领取 10 套卡片（名词 6 张，动词 4 张）；每一训练项目重复 5～10 次。

1）听理解训练（speech-picture，SP－P）：将卡片摆放在桌面上，治疗师说出其中一张图片主题的单词，患者指出相应的图片。

2）复述训练（speech-speech，SP－SP）：治疗师发单音、说单词或句子，患者复述。重症患者可以用图片提示。

3）命名训练（picture-speech，P－SP）：治疗师出示画有物品的图片或实物，提问：这是什么？让患者说出名称。

4）阅读理解训练（picture-word，word-picture，P－W　W－P）：治疗师出示若干图片，患者找出相对应的词卡；或治疗师出示词卡，患者找出相对应的图片。

5）书写训练（word-writing，picture-writing，speech-word，W－WR　P－WR　SP－W）：治疗师对患者进行抄写单词、看图书写、听写等训练。

（3）以改善交流能力为目的的措施

1）交流效果促进法：将事先不知道的内容分别写在多张信息卡上，治疗师与患者面对面就坐，交替抽取卡片，将图片内容通过各种表达方式（呼名、手势语、迂回语、绘画、书写等）传递给对方。

2）手势语

① 是否反应的建立：是—点头；否—摇头

② 手势反应的建立：

a. 说出手势名称；

b. 同时做手势；

c. 听语言做手势；

d. 阅读文字或看图做手势；

e. 写出手势词语；

f. 做手势回答问题。

3）绘画：看图画画；看字画画；听口令画画；自由画画；用画画回答问题。

4）交流板：适用于严重交流障碍患者，由治疗师与家属共同制作，病人反复学习使用（图5－2－1）。

请帮助我,我想……

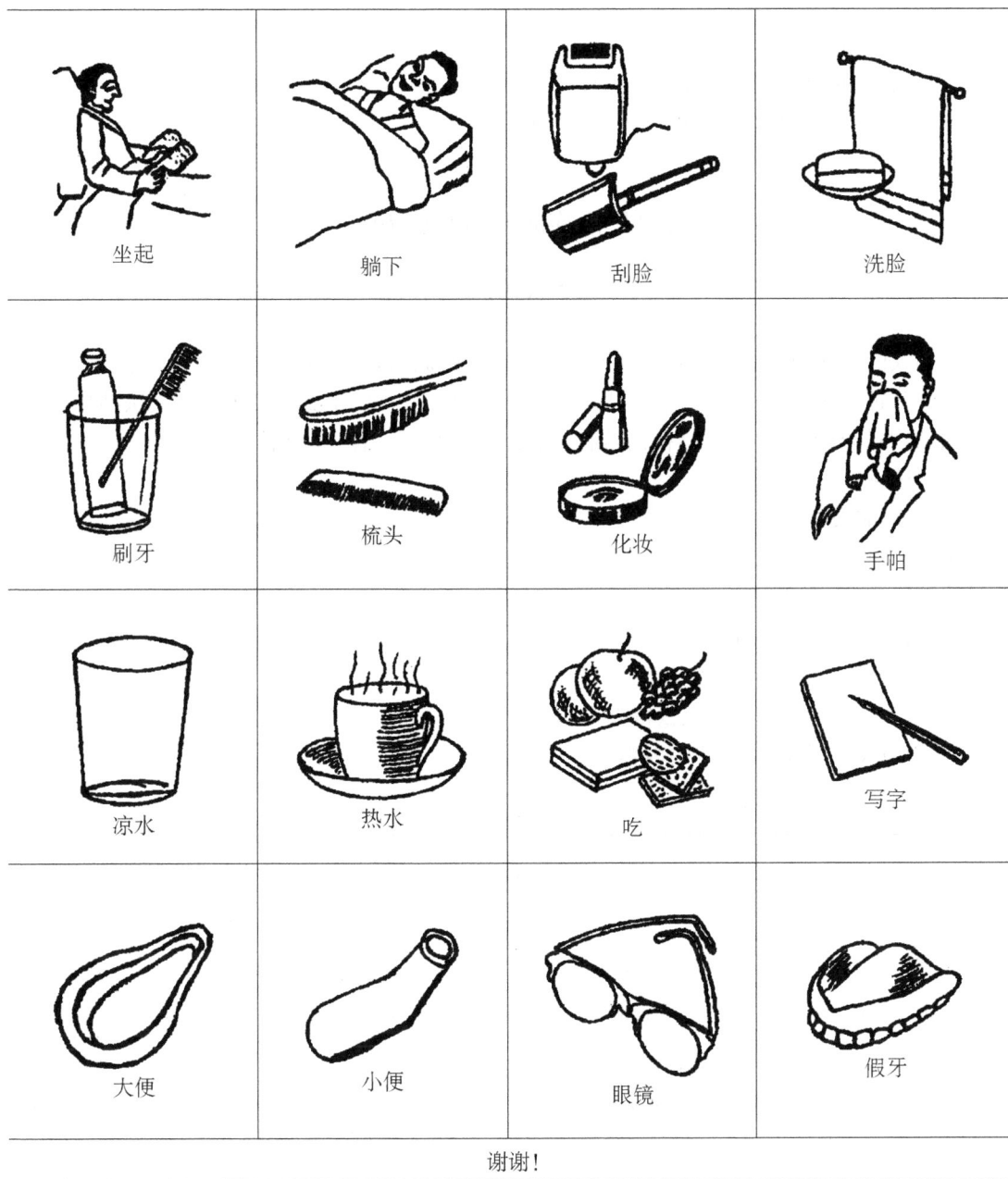

坐起	躺下	刮脸	洗脸
刷牙	梳头	化妆	手帕
凉水	热水	吃	写字
大便	小便	眼镜	假牙

谢谢!

图 5-2-1　与失语症患者交流的交流板

【注意事项】

1. 评定和治疗时给患者充分的时间表达,不要打断患者说话。
2. 失语症的治疗应尽早开始,坚持不懈。
3. 要创造良好的环境,取得患者的充分配合。
4. 重视家庭治疗。

【思考题】

1. 失语症的语言症状有哪些?
2. 失语症的治疗程序和方法有哪些?
3. 简述 Schuell 刺激疗法的原理和训练内容。

附： 汉语失语症成套测验(ABC)

一、谈话

将病人的谈话内容录音,尽量鼓励多说,不要打断病人,录音至少要求 5min。然后根据录音判断一分钟有多少个字,是否有文法结构词。如果一分钟内不到一半语句有文法结构词,为少文法结构;偶有或没有文法结构词,则为无文法结构。谈话内容如下:

1. 您好些吗?
2. 您以前来过这里吗?
3. 您叫什么名字?
4. 您多大岁数啦?
5. 您家住在什么地方?
6. 您做什么工作(或：您以前做什么工作)?
7. 您简单说说您的病是怎么得起来的?
8. 让病人看图片,说图片的内容。

评分标准

	1 分	2 分	3 分
语　　量	<50 字	51~99 字/分	>100 字/分
语　　调	不正常	轻度不正常	正常
发　　音	不正常	轻度不正常	正常
词语长度	短(1~2 字)	部分词语短	正常(>4 个字)
用力程度	费力	中度费力	不费力
强迫语言	无	少量	有
用　　词	有实质词	少量实质词	缺实质词,空洞
文　　法	无	有部分	有
错　　语	无	偶有	常有

分型:非流利型 9~13 分,中间型 14~20 分,流利型 21~27 分。

系列语言测评:

1. 从 1 数到 21。

2. 十二生肖：鼠牛虎兔龙蛇马羊猴鸡狗猪。

3. 唐诗吟诵：床前明月光,疑是地上霜。举头望明月,低头思故乡。

二、理解

现在我向您提一些问题,请用"是"或"不是"、"对"或"不对"来回答。如病人口语表达有困难,可用举手或摆手分别表示是或不是。如需要提问可重复一次,但需全句重复。在病人回答时不要以任何表示让病人觉出其回答对或不对。如病人明确表示错了而改正,则按后一回答为准。提问后 5s 未回答者为 0 分,5s 后回答正确给原分的一半。1～14 题每题正确回答给 2 分,15～22 题每题正确回答给 4 分。检查中如必要可重复说明要求。

(一) 是否问题

1. 您的名字是张小红吗？（"不"为正确）

2. 您的名字是李华明吗？（"不"为正确）

3. 您的名字是(真名)吗？

4. 您家住在前门/鼓楼吗？（"不"为正确）

5. 您家住在(正确地名)吗？

6. 您家住在通县/延庆吗？（"不"为正确）

7. 您是大夫吗？（"不"为正确）

8. 我是大夫吗？

9. 我是男/女的吗？（"不"为正确）

10. 这个房间的灯亮着吗？

11. 这个房间的灯是关着的吗？

12. 这儿是旅馆吗？

13. 这儿是医院吗？

14. 您穿的衣服是红/蓝色的吗？

15. 纸在火中燃烧吗？

16. 每年中秋节在端午节前过吗？

17. 您吃香蕉时先剥皮吗？

18. 在北京七月下雪吗？

19. 马比狗大吗？

20. 农民用斧头割草吗？

21. 一斤面比二斤面重吗？

22. 冰在水里会沉吗？

(二) 听辨认

将实物和图片不规则地放在病人面前,注意放在视野内。对病人说："这儿有些东西(或图),请您指一下哪个是_____。"5s 内无反应记"0",指错也记"0",如果病人指两项以上也记"0"。身体左右指令必须方向和部位均对才记分。

实物	<5s 2分	>5s 1分	0	图形	<5s 2分	>5s 1分	0	图画	<5s 2分	>5s 1分	0
梳子				圆				钥匙			
铅笔				方				火柴			
钥匙				三角				梳子			
火柴				螺旋				铅笔			
花				五星				花			
动作	<5s 2分	>5s 1分	0	颜色	<5s 2分	>5s 1分	0	家具	<5s 2分	>5s 1分	0
吸烟				红				窗户			
喝水				黄				椅子			
跑步				蓝				电灯			
睡觉				绿				桌子			
摔倒				黑				床			
身体	<5s 2分	>5s 1分	0	身体	<5s 2分	>5s 1分	0	身体	<5s 2分	>5s 1分	0
耳朵				中指				右耳			
鼻子				胳膊肘				左眼			
肩膀				眉毛				左拇指			
眼睛				小指				右手腕			
手腕				拇指				右中指			

(三) 口头指令

请您照着我说的做。必要时可重复全句。

1. 把手举起来　　　　　　　　　　　　　　　　2分
2. 闭上眼睛　　　　　　　　　　　　　　　　　2分
3. 指一下房顶　　　　　　　　　　　　　　　　2分
4. 指一下门,然后再指窗户　　　　　　　　　　6分

在病人面前按照顺序放钥匙、铅笔、纸、梳子,告诉病人:"看清这些东西吗? 请您照着我说的做。"给指令前可以示范:"如我说用钥匙指铅笔,就这样做。"做给病人看,注意每项做完后按原来的顺序放好。

5. 摸一下铅笔,然后再摸一下钥匙。　　　　　　6分
6. 把纸翻过来,再把梳子放在纸上。　　　　　　10分
7. 用钥匙指梳子,然后放回原处。　　　　　　　10分
8. 用梳子指铅笔,然后交叉放在一起。　　　　　12分
9. 用铅笔指纸一角,然后放在另一角处。　　　　14分
10. 把钥匙放在铅笔和梳子的中间,再把纸盖上。　18分

三、复述

"请您跟我学,我说什么您也说什么。"如病人未听清,可再重复一遍。如有构音障碍时只要能听出复述内容按正确记,每字 1 分。错语扣分。

(一) 词复述

词	得分
1. 门	1
2. 床	1
3. 尺	1
4. 哥	1
5. 窗户	2
6. 汽车	2
7. 八十	2
8. 新鲜	2
9. 天安门	3
10. 四十七	3
11. 拖拉机	3
12. 活蛤蟆	3

(二) 句复述

句	得分
1. 听说过	3
2. 别告诉他	4
3. 掉到水里啦	5
4. 吃完饭就去散步	7
5. 办公室电话铃响着吧	9
6. 他出去以后还没有回来	10
7. 吃葡萄不吐葡萄皮	8
8. 当他回到家的时候,发现屋子里坐满了朋友	18

四、命名

(一) 词命名

按次序出示实物,问病人"这是什么?"(或图片"这个人在干什么?")。正确回答得 2 分,触摸后才正确回答得 1 分。如果触摸后 5s 内仍不能说出正确答案,则提示 3 个名词,其中包括正确答案,让病人选择,选对则得 1/2 分,如仍说不出则提示正确答案的第一个音,能正确回答得 1/2 分,否则记 0 分。

实物	得分	实物	得分	身体	得分	图片	得分
铅笔		皮尺		头发		跑步	
纽扣		别针		耳朵		睡觉	
牙刷		橡皮		手腕		吸烟	
火柴		表带		拇指		摔跤	
钢笔		发卡		中指		喝水	

（二）列名

1. "您试着说蔬菜的名称。能说多少说多少，比如白菜、萝卜，还有什么菜呢?"记前半分钟和后半分钟各说出多少种蔬菜。

2. "您再试着说以"大"起头的词，如大海、大爷、大概……都是以"大"起头的词。还有什么以"大"起头的词呢?"记前半分钟和后半分钟各说出多少个词。举例的词不算。

（三）颜色命名（每色 1 分，每题 1 分）

"请告诉我这是什么颜色? 红、黄、黑、蓝、白、绿。"

1. 晴天的天空是　　　　2. 春天的草是　　　　3. 煤是

4. 稻谷熟了是　　　　5. 牛奶是　　　　6. 少先队领巾是

（四）反应命名（每一正确反应得 2 分）

1. 您切菜用什么?

2. 看什么可以知道几点了?

3. 用什么点烟?

4. 天黑了什么可以使房间亮?

5. 到哪儿能买到药?

五、阅读

（一）视读（每字 1 分）

"请您念一下这些字。"

妹　肚　鸭　动　村　明　和　砂　睛　转

（二）听字—辨认

"请您指出每行字中，我念的是哪一个?"每次只限指一个，划"√"。指两个以上无分，除非病人明确表示更正。

（水）田：由　甲　申　电　田　　　　唱（歌）：倡　昌　唱　畅　常

（喝）水：永　水　本　木　术　　　　（棉）被：背　被　披　杯　倍

成（功）：戊　成　戌　咸　威　　　　（铅）笔：币　必　笔　比　毕

（电）灯：登　灯　邓　瞪　等　　　　（您）好：佳　良　棒　冠　好

坏（人）：次　差　坏　下　未

（三）字—画匹配

"请您念一下每个词，再指出画上是哪一个。"如果读不出，亦要求指出。每正确反应给 1 分。其中朗读 20 分，配画 20 分。

图画	朗读	配画	图形	朗读	配画
钥匙			图形		
铅笔			方块		
火柴			三角		
梳子			螺旋		
菊花			五星		

动作	朗读	配画	颜色	朗读	配画
喝水			黑		
跑步			红		
睡觉			黄		
吸烟			绿		
摔倒			蓝		

（四）读指令，并执行

"请您读这些句子，然后照着做。"如果读不出或朗读错误，仍要求按照句子的意思做。

	朗读	执行
1. 闭眼	1分	1分
2. 摸右耳	1分	1分
3. 指门、再指窗户	3分	3分

将钥匙、铅笔、梳子放在病人面前。

4. 先摸铅笔，后摸钥匙。	4分	4分
5. 用梳子指铅笔，然后交叉放在一起。	6分	6分

（五）读句选择答案填空

"请您从每句下面的四个词中选一个正确的填空"。正确的记分，错误的记"0"。

举例1：树上有……。针　花　叶　草

举例2：小张在学校里教书，他是……。学生　电工　教师　朋友

如病人选错，可指出正确的。

　　　　　　　　　　　　　　　　　　　　　　　　得分

1. 苹果是……。

原的　圆的　园的　方的　　　　　　　　　　　2

2. 解放军带……

呛　枪　强　仓　　　　　　　　　　　　　　　2

3. 老王修汽车和卡车,他是······

清洁工　司机　机器　修理工   6

4. 孙悟空本领高强,会七十二变,若不是······唐僧怎管得住他。

想取经　紧箍咒　如来佛　猪八戒   10

5. 中国地大物博,人口众多,但是人均可耕地少,因此应该珍惜······

经济　水源　承包　土地   10

六、书写

(一)写姓名、地址

"请您写下您的名字、地址。"名字正确 3 分,地址正确 7 分。

(二)抄写

"请您照着这句话抄下来。"每字正确得 1 分。北京是世界闻名的城市。

(三)系列书写

1~24"请您从 1 写到 24。"检查者写 1、2、3 示范,正确得分,每字 1 分,漏、颠倒均无分。

(四)听写

1. 偏旁:每写对一个得 1 分。立人　提手　走之　言　土。

2. 数字:前 3 组数字每正确 1 个得 1 分,后两组每正确 1 个得 2 分。7,15,42,193,1860。

3. 字:每正确 1 字得 1 分。火柴的"火",铅笔的"笔",嘴的"口",方块的"方",黄颜色的"黄"。

4. 词:每正确一个词得 2 分。梳子　钥匙　睡觉　跑步　五星。

5. 短句:每字正确得 1 分,如果病人记不住可分部分念。春　风　吹　绿　了　树　叶。

(五)看图写字

"这个图上是什么?请写下来。"写到红、黄时提示是什么颜色,如因对图误解,按误解写出正确字后得分,每项 2 分。

(六)写病情

"请您写一下您现在怎么不好,要按句子写。就好像给别人写信,说您现在的情况。"记分要求意思、笔画和句法正确。最高得 10 分。

七、结构与视空间

(一)照画图

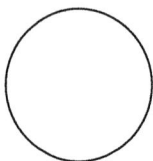 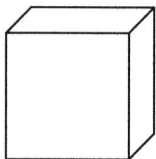 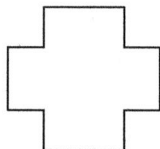

（二）摆方块

（略）

八、运用

"现在我让您做些动作，如招手叫人这样做"（示范）。每正确执行一项动作得 2 分。模仿得 1 分，用实物得 1/2 分，如以手代工具则具体记录。

（一）面部	执行	模仿	用实物
1. 咳嗽			
2. 吹灭火柴			
3. 鼓腮			
4. 用吸管吸水			

（二）上肢

5. 挥手再见

6. 瞳孔

7. 刷牙

8. 梳头

（三）**复杂动作**（6 分，8 分）

9. 假装划火柴，点烟。

10. 假装把信纸叠起来，放进信封，封好。

最高得 30 分

九、计算

"这些算式请您指出正确得数。"如果病人看不清或看错，可以念算式给病人听。如果指对、说对也记分，每题 2 分，只能指一次，除非病人明确表示改正，按后一次记分。

1. 加法	$5+4=$	9	20	1	8
	$6+7=$	12	13	52	14
2. 减法	$6-2=$	8	4	12	3
	$8-3=$	5	11	24	16
	$11-7=$	18	4	8	17
3. 乘法	$4\times2=$	6	2	8	1
	$6\times7=$	13	21	2	42
	$8\times3=$	5	11	24	40
4. 除法	$9\div3=$	12	3	6	27
	$64\div8=$	40	56	8	32
	$35\div7=$	5	28	12	21

十、失语症检查总结

姓名　　　性别　　　年龄　　　病历号　　　利手　　　文化　　　职业
神志　　　合作　　　检查日期　　注意力　　　定向力　　记忆　　　计算
运用　　　图画　　　方块　　　颞叶运动功能

| 口　语　表　达 | | | | 命　名 | | | 听理解 | | | 阅　读 | | | | | 书　写 | | | | | | % |
信息量	流利性	系列语言	复述	同命名	反应命名	颜色命名	是/否题	听指认	口头指令	视读	听字辨认	字画匹配	读指令执行	填空	姓名地址	抄写	听写	系列书写	看图书写	自发书写	%
																					100
																					90
																					80
																					70
																					80
																					50
																					40
																					30
																					30
																					10

实训三　语言发育迟缓的言语治疗

【目的与要求】

1. 掌握语言发育迟缓 S-S 检查法的运用。
2. 掌握 S-S 检查法 1 阶段到 5 阶段的特点和鉴别。

【学时】

3 学时

【准备】

1. 用物准备：S-S 法评定表、训练用卡片、实物、镶嵌板、1.5 cm×1.5 cm 小球等。
2. 患者(模特)体位舒适,情绪稳定。

【操作步骤】

1. 儿童语言发育迟缓的评定

目前我国采用的是中国康复研究中心根据日本S-S检查法,结合中国儿童语言发育的规律和汉语的语言体系制作成的CRRC版S-S检查法,检查内容包括符号形式—指示内容关系、基础性过程、交流态度三个方面,但以符号形式—指示内容关系为核心,并将其标准化为5个阶段,见表5-3-1。

表5-3-1 符号形式与所指内容关系阶段

阶 段	内 容	阶 段	内 容
第1阶段	对事物、事态理解困难	第4阶段	词句,主要因素
第2阶段	事物的基础概念	4-1	双词句
2-1	机能性动作	4-2	三词句
2-2	匹配物品	第5阶段	语句,组句规则
2-3	选择物品		语序
第3阶段	事物的符号		被动语态
3-1	手势符号		
3-2	言语符号		
	幼儿语言语		
	成人语言语		

注:到第2阶段为止叫做语言前阶段。

(1)阶段1——事物、事物状态理解困难阶段。此阶段儿童对语言尚未掌握,并且对事物、事物状态尚处于未分化阶段。此阶段儿童对物品的抓握、舔咬、摇动、敲打一般为无目的性的,属于自娱性质。

(2)阶段2——事物的基础概念阶段。此阶段的儿童也是语言尚未获得阶段,但是与阶段1不同的是此阶段的儿童对事物开始概念化,能根据常用物品的用途进行操作,对事物的状况也开始能够理解,并且能将人领到物品面前,利用呈现物品的行动来表达自己的要求。处于阶段2的儿童其发育水平也有高低不同,可进一步分出3个亚项阶段:阶段2-1事物的功能性操作;阶段2-2的匹配;阶段2-3的选择。其中匹配与选择都是利用示范项进行操作,因为检查顺序不同,对儿童来说,意义也不同,因此分为2项。

阶段2-1:事物的机能性操作。此阶段的儿童开始能进行对事物的功能性操作。此检查分三项进行:事物、配对事物、镶嵌板。

阶段2-2:匹配。此阶段儿童能够辨别出事物A与事物B之间的差距,能在规定范围之内进行比较匹配成对事物。检查也分三项进行:三种事物、三种成对事物、三种镶嵌板。

阶段2-3:选择。此阶段儿童能够根据他人给予呈现的示范项,从几个选择项中将与示范项有关的成对事物选择出来。与阶段2-2不同点在于:匹配是儿童拿物品去匹配示范项,而选择是在几种选择项中选择出一个与示范项成对的事物。

（3）阶段3——事物的符号阶段。此阶段的儿童符号形式与指示内容关系开始分化。语言符号大致分为2个阶段，即受事物特性限制的象征性符号——手势符号、幼儿语阶段；与事物的特性相关联性极少的任意性符号——成人语阶段。本检查法将手势符号、幼儿语、成人语全部包括在阶段3里，但又分别做了具体的亚项分类。

阶段3-1：手势符号。此阶段儿童开始学习运用手势符号来理解与表达事物。可以通过他人的手势表现开始理解表现的是什么，还能够用手势向他人表示自己的要求等。

阶段3-2：言语符号。此阶段儿童能将言语符号与事物相联系。从语言发展的角度来看，儿童是按照以下规律掌握言语符号的：① 能用手势符号、幼儿语、成人语三种符号进行表达的事物名称；② 只能用手势符号及成人语两种符号进行表达的事物名称；③ 只能用幼儿语及成人语两种声音言语符号进行表达的事物名称；④ 仅能用成人语进行表达的事物名称。

本检查方法阶段3-2言语符号中共选了事物名称16个词汇，其中身体部分6个词汇，动词5个词汇，表示性状的2个词汇。阶段3-1手势符号的检查词汇中，使用的是阶段2事物的基本概念中的词汇，以及阶段3-2言语符号词汇中相对应的手势符号。

（4）阶段4——组句（言语规则）阶段。此阶段儿童能将事物及事物状态用2～3个词组合连成句子，此阶段又根据句子的长短及语法关系分为二词句和三词句2个阶段。

阶段4-1：二词句。此阶段儿童开始学习用2个词组合起来表现事物、事物状态。儿童在此阶段能理解及表达的二词句有各种各样，在本检查法中仅举了四种形式，即：事物的性状（大、小）＋事物、事物的性状（颜色）＋事物、主语＋宾语、谓语＋宾语。

阶段4-2：三词句（言语规则）。此阶段儿童能够理解与表达三词句，但句子的表现形式及语法关系是多种多样的，在此检查法中只限定了具有代表性的两种形式，即：事物的性状（大小）＋事物的性状（颜色）＋事物，例如：大的红色的帽子（或大红帽子）、小黄鞋等；（主语＋谓语＋宾语），例如：妈妈吃苹果，弟弟洗香蕉等。

在阶段4中，要求句子的非可逆性，只要儿童能够理解句子的结构成分是不能互相颠倒的即可（主语与宾语）。例如："弟弟吃苹果"不能为"苹果吃弟弟"。

（5）阶段5——句子形式阶段。此阶段的儿童能够用三词句理解与表达事物状态，但与阶段4的不同点在于，此阶段的句子为可逆状态。如"小鸡追小鸭"可逆为"小鸭追小鸡"，但句子的意思却完全不同。这种类型的句子比非可逆句复杂，对儿童来说难度较大，语言发育阶段如果达不到阶段5的儿童，常常将主语与宾语互相颠倒。阶段5-1为主动语态，如"小鸡追小鸭"；阶段5-2为被动语态，如"乌龟追小鸡"，"小鸡被乌龟追"。

以上检查结束后，对检查结果和收集的病史资料进行综合、分析，作出诊断。S-S法检查结果显示的阶段要与实际年龄语言水平阶段进行比较，如低于相应阶段，可诊断为语言发育迟缓。各阶段与年龄的关系见表5-3-2。

表5-3-2 符号形式与所指内容关系及年龄通过阶段

内　容	年　龄	阶　段	内　容	年　龄	阶　段
言语符号	1.5～2.0岁	3-2	语序规则	3.5～5.0岁	5-1
主谓＋动宾	2.0～2.5岁	4-1	被动语态	5.0～6.5岁	5-2
主谓宾	2.5～3.0岁	4-2			

2. 语言发育迟缓训练方法

（1）符号形式与指示内容关系的训练

1）阶段 1 的训练

① 注意力的训练。

② 对事物持续记忆的训练。

③ 促进视线接触的游戏。

④ 事物的操作。

2）阶段 2 的训练

① 事物基础概念的学习训练。

② 多种事物的辨别学习训练：

a. 以形式特征为基础的操作课题；

b. 以功能特征为基础的操作课题。

3）阶段 3 的训练

① 手势符号的训练：

a. 状况依存手势符号的训练；

b. 表示事物的手势符号的训练；

c. 利用手势符号动词和短句训练。

② 改善理解力的训练。

③ 口语表达训练：

a. 事物名称的口语表达；

b. 词句的口语表达；

c. 文字符号的辅助作用；

d. 代偿性交流手段。

4）阶段 4 的训练

① 扩大词汇量的训练：

a. 名词的分化学习；

b. 动词的学习；

c. 形容词的学习。

② 语句训练：

a. 名词句的学习；

b. 两词句的学习；

c. 三词句的学习。

③ 语法训练：可逆句学习。

5）阶段 5 的训练

此阶段的儿童主要学习组成句的规划，能理解和自己说出被动句。训练程序：明显显示句子的内容，排列句子成分的位置表达。

（2）文字训练

1）适用情况

① 音声语言的理解与表达发育迟缓的儿童。

② 音声语言的理解好而表达困难的儿童。

③ 既有以上原因，又伴有构音障碍，说话清晰度低下的儿童。

④ 轻度或临界发育迟缓，学龄前到低年级的儿童。

2）文字训练程序

① 文字形的辨别训练：

a. 辨别几何图形；

b. 单字字形的辨别；

c. 单词水平的辨别。

② 文字符号与意义的结合训练：

a. 文字单词图片；

b. 文字单词的选择；

c. 文字单词图片的匹配；

d. 图片的匹配。

③ 文字符号与音声的结合训练。

（3）交流训练

交流训练适用于全部患儿，特别是发育水平低和交流态度有障碍的语言未学习的儿童，及存在评议理解和表达发育不全的儿童。

1）语言前阶段儿童的训练

语言前阶段儿童的训练的具体方法：通过抚爱行为促进视线的接触。

2）单词水平阶段儿童训练

单词水平阶段儿童训练的具体方法：事物的操作；交换游戏。

3）语句水平阶段儿童训练

语句水平阶段儿童训练主要是在训练、游戏和日常生活中，双方（训练者与儿童，母亲与儿童等）交换使用身体动作或音声符号来表达自己的要求。

（4）家庭环境调整

1）改善家庭内外的人际关系。

2）培养儿童健康的性格。

3）改善对儿童的教育方法。

4）帮助儿童改善周围的生活环境。

【注意事项】

1. 语言发育迟缓干预必须遵循医学优先原则、心理治疗并进原则、适合性原则。

2. 以评定的语言阶段为训练的出发点。

3. 儿童语言训练要求家长改变患儿所处的不恰当的语言环境。

4. 训练者和家长要充分考虑并及时消除可能会影响患儿语言获得的因素，如听力障碍、智力低下、交往障碍等。

【思考题】

1. 简述 S-S 语言发育迟缓检查法的基本步骤。

2. 语言发育迟缓干预必须遵循的原则有哪些？

（徐琳峰　周　亮　宋李亚）

第六章　中医康复治疗技能

实训一　腧穴定位

【目的与要求】

1. 掌握解剖标志定位法、骨度分寸定位法、手指同身寸定位法的使用方法。
2. 掌握十四经常用腧穴及常用奇穴的取穴方法，能够在体表准确找到腧穴。
3. 熟悉十四经的经脉循行路线。
4. 了解十四经常用腧穴及常用奇穴的主治。

【学时】

12 学时

【准备】

1. 用物准备：标准经穴模型、电动经穴模型、挂图、模特、画笔等。
2. 患者(模特)体位舒适,情绪稳定。

【操作步骤】

1. 教师结合经穴模型、经穴挂图,讲解腧穴的定位方法、十四经的经脉循行路线及常用经穴、奇穴的取穴方法,见表6-1-1、图6-1-1～6-1-18。

表6-1-1　常用骨度分寸表

分部	起止点	常用骨度	度量法	说　明
头部	前发际正中至后发际正中	12寸	直寸	用于量头部腧穴的纵向距离
	眉心至前发际正中	3寸		
	前额两发角之间	9寸	横寸	用于量头部腧穴的横向距离
	耳后两乳突之间	9寸		
胸腹部	天突至胸剑联合	9寸	直寸	用于量胸腹部腧穴的纵向距离
	胸剑联合至脐中	8寸		
	脐中至耻骨联合上缘	5寸		
	两乳头之间	8寸	横寸	用于量胸腹部腧穴的横向距离

续　表

分部	起止点	常用骨度	度量法	说　明
背腰部	两肩胛骨内侧缘之间	6寸	横寸	用于量背腰部腧穴的横向距离
上肢部	腋前、后纹头至肘横纹	9寸	直寸	用于量上肢部腧穴的纵向距离
	肘横纹至腕掌侧远端横纹	12寸		
下肢部	耻骨联合上缘至髌底	18寸	直寸	用于量下肢部腧穴的纵向距离
	髌底至髌尖	2寸		
	膝中至内踝高点	15寸		
	股骨大转子至腘横纹	19寸		
	臀横纹至腘横纹	14寸	直寸	
	腘横纹至外踝高点	16寸		
	内踝高点至足底	3寸		

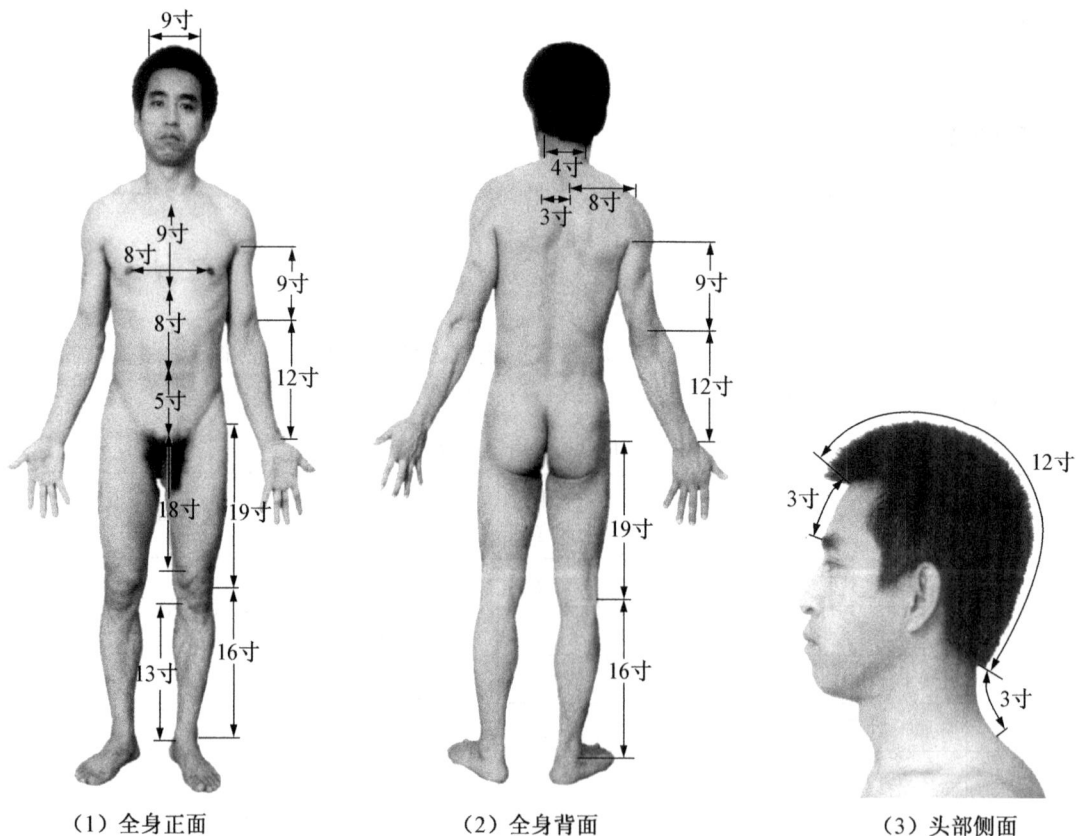

（1）全身正面　　　　　　（2）全身背面　　　　　　（3）头部侧面

图 6-1-1　常用骨度分寸示意图

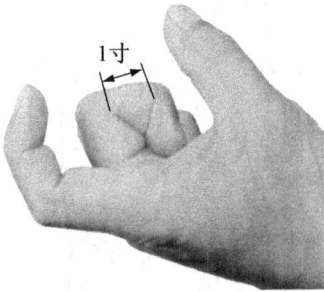

图 6-1-2　中指同身寸

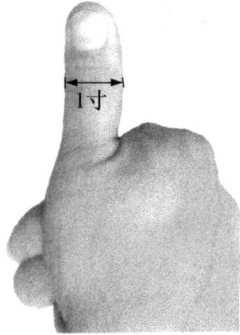

图 6-1-3　拇指同身寸

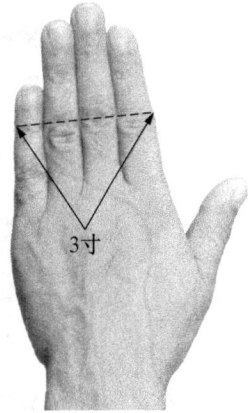

图 6-1-4　横指同身寸

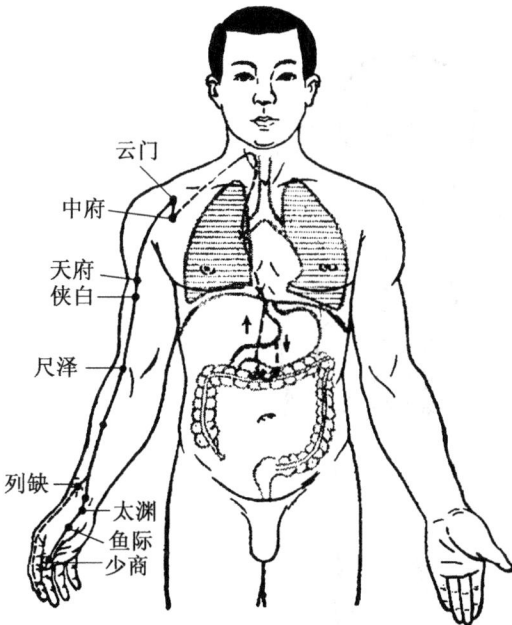

图 6-1-5　手太阴肺经腧穴

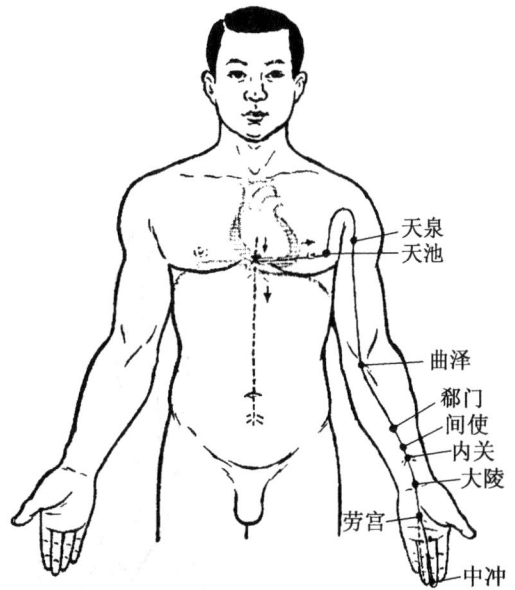

图 6-1-6　手厥阴心包经腧穴

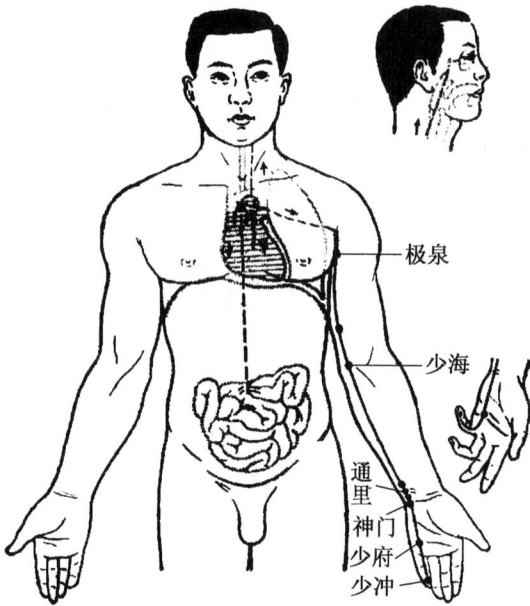

图 6-1-7　手少阴心经腧穴

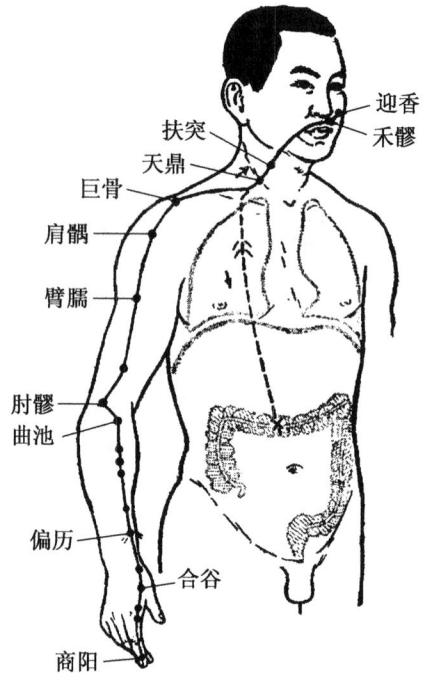

极泉

少海

通里
神门
少府
少冲

图 6-1-8　手阳明大肠经腧穴

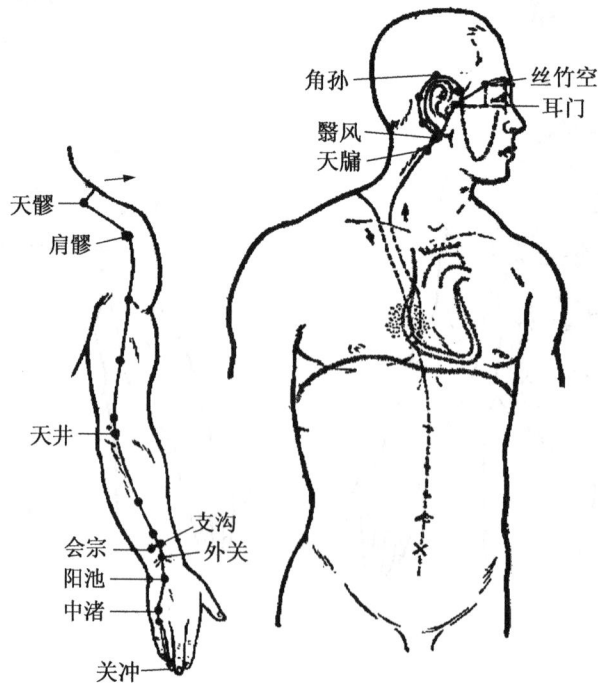

迎香
禾髎
扶突
天鼎
巨骨
肩髃
臂臑
肘髎
曲池
偏历
合谷
商阳

图 6-1-9　手少阳三焦经腧穴

角孙
丝竹空
耳门
翳风
天牖
天髎
肩髎
天井
支沟
会宗
外关
阳池
中渚
关冲

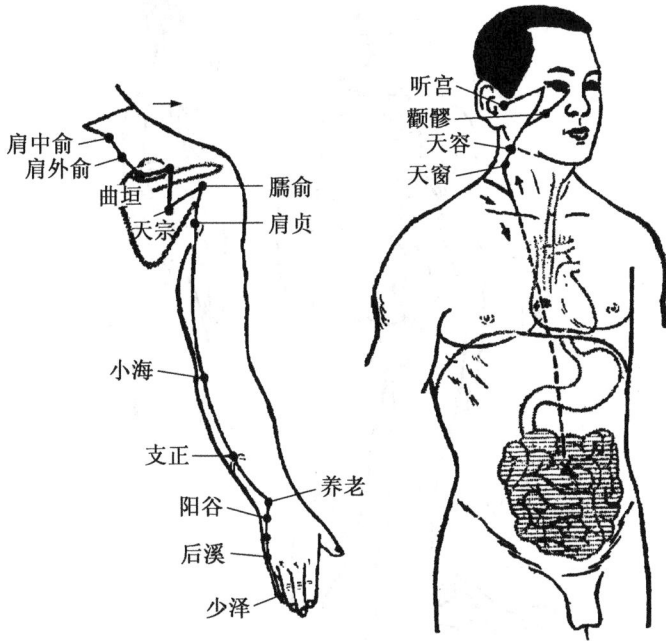

图 6-1-10 手太阳小肠经腧穴

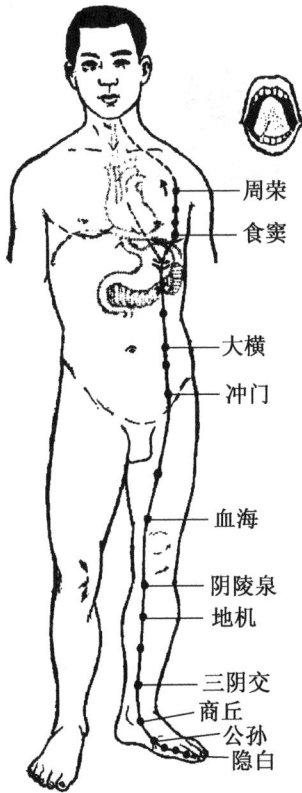

图 6-1-11 足太阴脾经腧穴

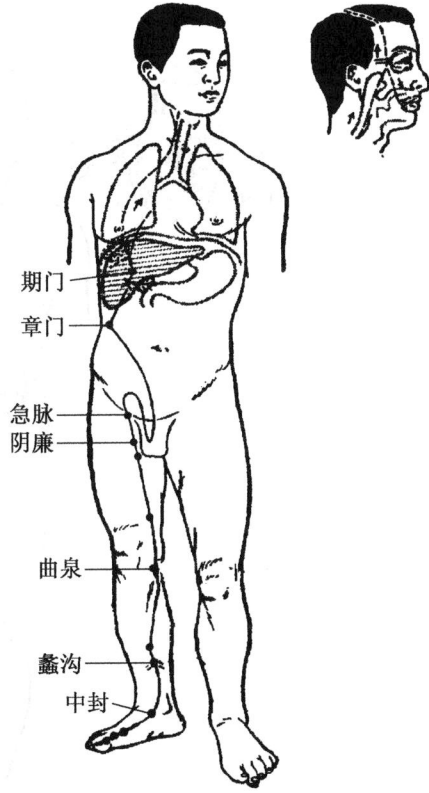

图 6-1-12 足厥阴肝经腧穴

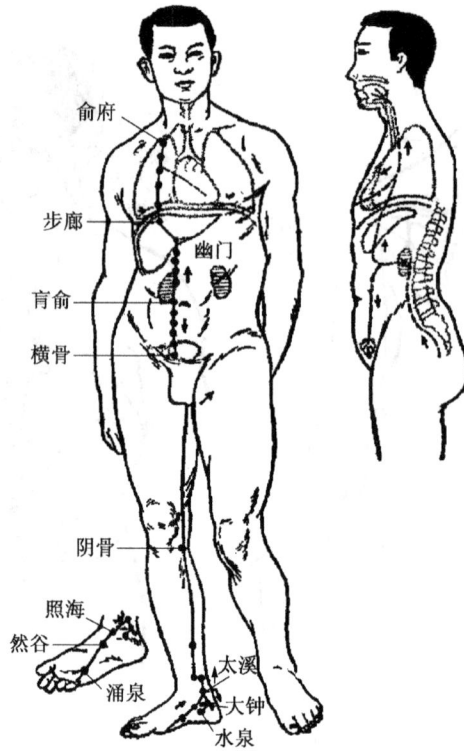

图 6-1-13　足少阴肾经腧穴

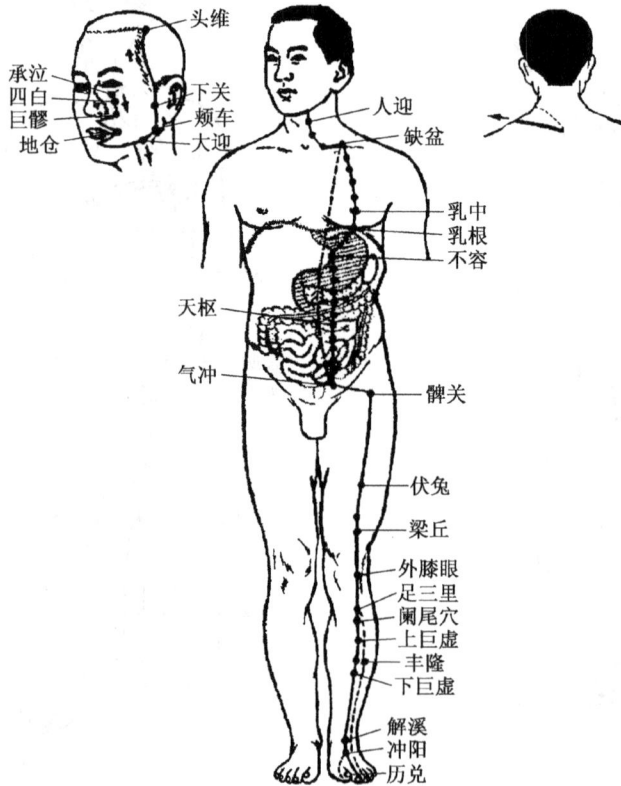

图 6-1-14　足阳明胃经腧穴

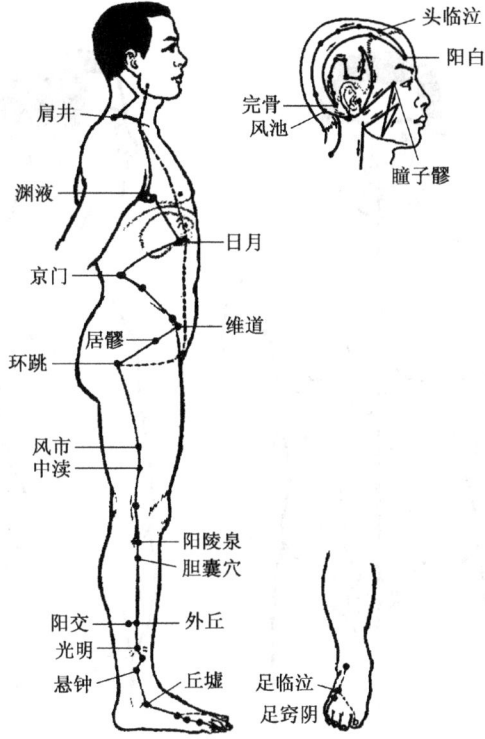

图 6-1-15　足少阳胆经腧穴

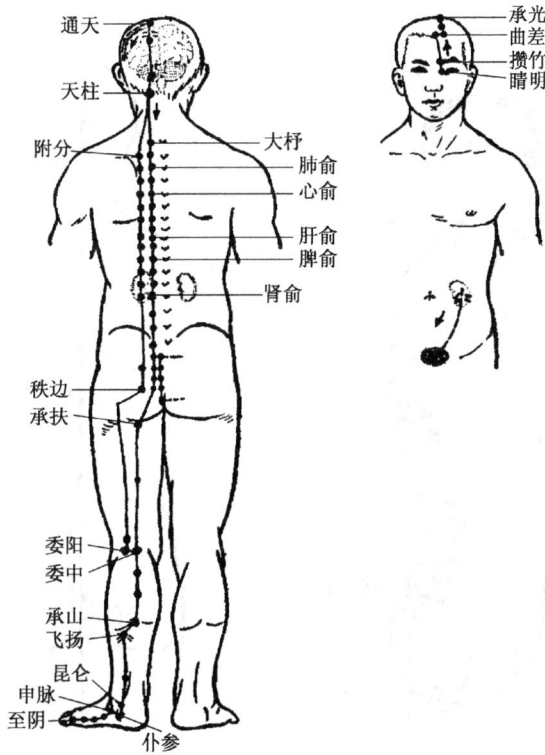

图 6-1-16　足太阳膀胱经腧穴

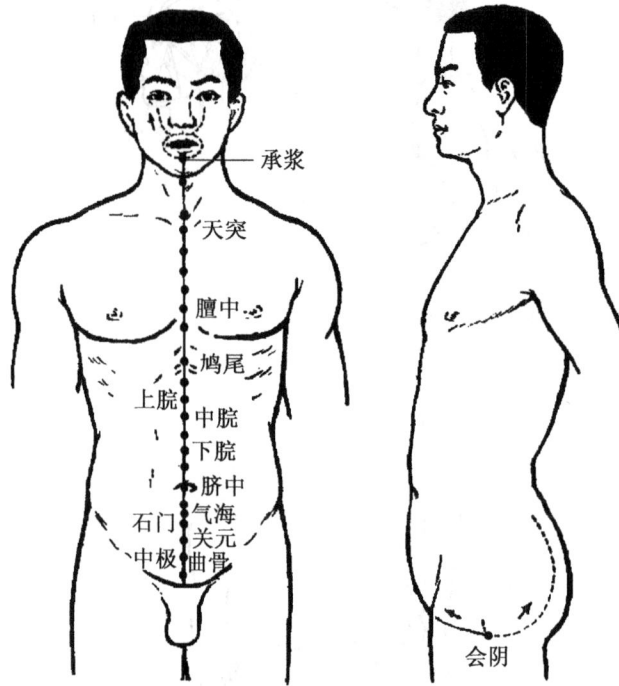

图 6-1-17　任脉腧穴

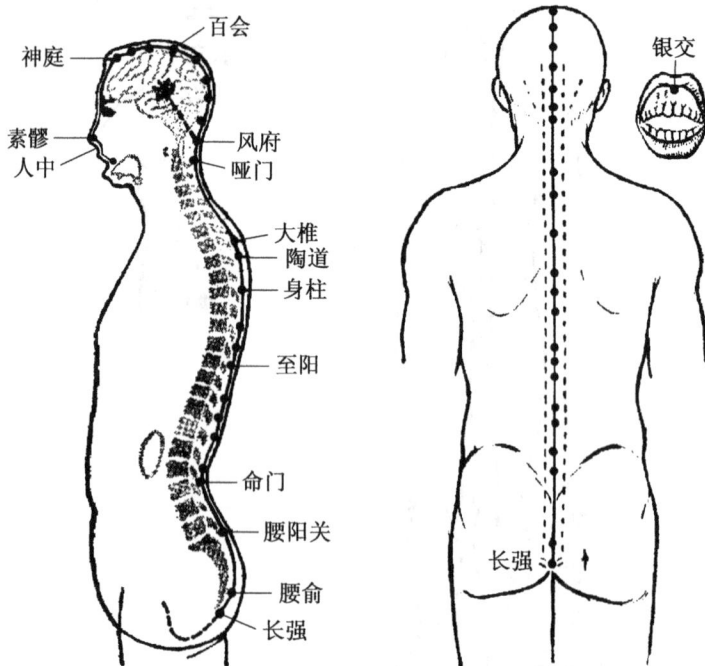

图 6-1-18　督脉腧穴

2. 教师在模特身上示教。

3. 学生两人一组,相互练习腧穴定位方法及常用经穴、奇穴的取穴。

4. 教师巡回指导,并回答学生操作中遇到的问题。

【注意事项】

1. 准确理解腧穴定位中"寸"的意义,不要与数学中"寸"的概念相混淆。

2. 腧穴定位以患者(模特)为标准。

【思考题】

1. 骨度分寸定位法的操作要点是什么?

2. 如何根据十二经脉在体表的分布规律来取穴?

实训二　毫针刺法

【目的与要求】

1. 掌握常用的进针方法,能够把握针刺的角度、方向、深度。

2. 掌握行针的基本手法,体验针感。

3. 熟悉行针的辅助手法。

4. 了解毫针的结构、规格、种类,能够根据患者的针刺部位正确选择使用适当的毫针。

【学时】

2 学时

【准备】

1. 用物准备:各种规格的毫针、75％酒精棉签、消毒干棉签、弯盘等。

2. 患者(模特)体位舒适,情绪稳定,充分暴露针刺部位皮肤。

【操作步骤】

1. 检查用物

检查实训用具是否齐全;向学生展示各种毫针,了解毫针的结构、规格、种类。

2. 进针方法练习

临床上一般用右手持针操作,主要是以拇、食、中三指挟持针柄,其状如持毛笔,故右手称为"刺手"。左手爪切按压所刺部位或辅助针身,故左手称为"押手"。

(1)单手进针法

刺手拇、食指持针,中指指端紧靠穴位,中指指腹抵住针身下段,当拇、食指向下用力按压时,中指随之屈曲,将针刺入皮下。适用于较短的毫针进针。

（2）双手进针法

① 指切进针法：用左手拇指或食指端切按在腧穴位置的旁边，右手持针，紧靠左手指甲面将针刺入腧穴。此法适宜于短针的进针。

② 夹持进针法：用左手拇、食二指持捏消毒干棉球，夹住针身下端，将针尖固定在所刺腧穴的皮肤表面位置，右手捻动针柄，将针刺入腧穴。此法适用于长针的进针。

③ 舒张进针法：用左手拇、食二指将所刺腧穴部位的皮肤向两侧撑开，使皮肤绷紧，右手持针，使针从左手拇、食二指的中间刺入。此法主要用于皮肤松弛部位的腧穴进针。

④ 提捏进针法：用左手拇、食二指将针刺腧穴部位的皮肤捏起，右手持针，从捏起的上端将针刺入。此法主要用于皮肉浅薄部位的腧穴进针。

（3）管针进针法：医生（操作者）备好塑料、玻璃或金属制成的针管，针管长度约比毫针短2～3cm，以便露出针柄，针管的直径以能顺利通过针身为宜。进针时左手持针管，将针装入管内，针尖与针管下端平齐，置于应刺的腧穴上，针管上端露出针柄2～3cm，用右手食指叩打针尾或用中指弹击针尾，即可使针刺入，然后退出针管，再运用行针手法。

3. 针刺角度、方向和深度

（1）角度：针刺角度的大小，应根据腧穴部位、疾病部位、手法要求等特点而定，一般分为直刺、斜刺、平刺三类。

① 直刺：即针身与皮肤表面呈 90°左右垂直刺入腧穴，适用于大部分腧穴。

② 斜刺：即针身与皮肤表面呈 45°左右倾斜刺入腧穴，适用于皮肉较为浅薄处，或内有重要脏器，或不宜直刺深刺的腧穴和关节部的腧穴。

③ 平刺：又称横刺、沿皮刺，即针身与皮肤表面呈 15°左右横向刺入腧穴，适用于皮薄肉少处的腧穴。

（2）方向：针刺方向，一般根据经脉循行方向、腧穴分布部位和治疗的部位等情况而定。

（3）深度：根据患者（被操作者）的体质、年龄、病情、腧穴部位等灵活掌握。

4. 行针方法练习

（1）基本行针手法

① 提插法：是将针刺入腧穴的一定深度后，使针在腧穴内进行上、下进退的操作方法。使针从浅层向下刺入深层为插；由深层向上退到浅层为提。提插幅度的大小、频率的快慢以及操作时间的长短等，应根据患者的体质、病情和腧穴的部位以及治疗所要达到的目的灵活掌握。

② 捻转法：是将针刺入腧穴的一定深度后，以右手拇指和中、食二指持住针柄，进行一前一后的来回旋转捻动的操作方法。捻转角度的大小、频率的快慢、操作时间的长短等，应根据患者的体质、病情和腧穴的特征以及治疗所要达到的目的，灵活运用。

5. 针感

可从两个方面分析判断。一是患者对针刺的感觉和反应，多为酸麻、胀重等自觉反应，有时出现热、凉、痒痛、抽搐、蚁行等感觉，或呈现沿着一定方向和部位传导和扩散的现象。二是医生刺手指下的感觉，可体会到针下沉紧、涩滞或针体颤动等反应。

6. 出针

以左手拇指、食指持消毒干棉球轻轻按压于针刺部位，右手持针作轻微的小幅度捻转，将针缓慢提至皮下，静留片刻，然后出针。

【注意事项】

1. 进行毫针刺法练习之前,一定要练好指力,良好的指力是掌握针刺方法的基础。

2. 进针时注意指力与腕力的协调一致,使针尖快速透入皮肤,然后进针,要求做到无痛或微痛进针。

3. 提插法操作时应掌握深浅适宜,针身垂直,幅度均匀。提插幅度过大,会导致患者有不适或疼痛感。捻转法操作时要求角度来回一致,捻动频率快慢一致。捻转时切忌单方向捻转,向一个方向捻转,会导致肌肉纤维缠绕针身,产生滞针。

【思考题】

1. 进针时左、右手各有什么作用?

2. 如何根据病人体质、病情和针刺腧穴灵活应用提插法、捻转法?

实训三　电针法

【目的与要求】

1. 掌握电针仪的使用方法。

2. 熟悉电针法在操作过程中的注意事项。

【学时】

2 学时

【准备】

1. 用物准备：毫针、电针仪、75％酒精棉签、碘伏棉签、消毒干棉签、弯盘、镊子等。

2. 患者(模特)体位舒适,情绪稳定,充分暴露针刺部位皮肤。

【操作步骤】

1. 检查仪器

检查电针仪各项功能是否正常,并先把各强度调节旋钮调至零位,整理好导线。

2. 电针练习

常规消毒针刺,将针刺入治疗的有效穴位深度,寻找到应有的针感。将电针仪的输出旋钮调至零位,选择好波型,将每对输出的两个电极分别夹在两支毫针上(一般不分正负极)。打开电源开关,慢慢旋动输出旋钮,当肌肉开始收缩时,调整刺激强度,逐渐加大输出量,观察针体周围肌肉的收缩,并询问患者(模特)的感觉,使其达到适应量。治疗时间一般为 15～30min。如果感觉减低,可适当加大输出量,或暂时断电 1～2min 左右再行通电。治疗结束后,将各输出旋钮全部退至零位,关闭电源,撤去导线,将针拔出。

【注意事项】

1. 电针仪的最大输出电压在 40V 以上者，最大输出电流应控制在 1mA 以内，避免发生触电事故。

2. 调节输出电流量时，应逐渐从小到大，切勿突然增强，以防引起肌肉强烈收缩，患者不能忍受产生疼痛，或造成弯针、断针、晕针等意外。

3. 将同一对输出电极连接在身体同侧的两个穴位上，不可将两个电极跨接在身体两侧，避免电流回路通过心脏。靠近延髓、脊髓部位使用电针法时，电流输出量宜小。

4. 年老、体弱、醉酒、过饥、过劳者及孕妇慎用。

【思考题】

1. 使用电针法时如何选穴？

2. 电针仪的各种波型分别有何作用？

实训四　艾灸法

【目的与要求】

1. 掌握艾条灸、艾炷灸（无瘢痕灸、隔姜灸）的操作方法。

2. 熟悉温灸器灸、温针灸的操作方法。

3. 了解艾炷的制作方法。

【学时】

2 学时

【准备】

1. 用物准备：艾条、艾绒、打火机、新鲜生姜、大蒜、干燥食盐、附子药饼、温灸器、毫针、75％酒精棉签、碘伏棉签、消毒干棉签、弯盘、镊子等。

2. 患者（模特）体位舒适，情绪稳定，充分暴露灸疗部位皮肤。

【操作步骤】

1. 检查用物

检查实训用具是否齐全；向学生展示艾绒、艾条，嗅气味，了解艾草的性味、功效。

2. 艾条灸练习

（1）温和灸：将艾条的一端点燃，对准灸治部位进行熏烧，使患者局部有温热感而无灼痛感，距离皮肤约 2～3cm，一般每穴灸 10～15min，至皮肤稍呈现红晕为度。

（2）雀啄灸：将艾条的一端点燃，对准灸治部位进行熏烧，艾条点燃的一端与灸治部位皮肤之间的距离不固定,像鸟雀啄食一样,一上一下地进行灸法治疗。

(3) 回旋灸:将艾条的一端点燃,对准灸治部位进行熏烧,艾条点燃的一端与灸治部位皮肤保持一定的距离,均匀地向左右方向移动或反复旋转进行灸法治疗。

3. 艾炷直接灸(无瘢痕灸)练习

将艾绒捏成直径约 2cm 的圆锥状艾炷,将艾炷直接放在要灸治部位的皮肤上,从上部点燃艾炷,当艾炷燃烧 1/2～2/3 或患者感觉烫时,用镊子将艾炷移去,换炷再灸,连续灸 3～7 个艾炷,以局部皮肤发生红晕为度。

4. 艾炷间接灸(隔姜灸)练习

将新鲜生姜切成约 0.5cm 厚的薄片,中心处用针穿刺数孔,将艾绒捏成小圆锥状艾炷(以能放置于姜片上为标准),先将姜片放在要灸治部位的皮肤上,然后将艾炷置于姜片上,点燃艾炷进行灸疗,当艾炷燃尽后,可换炷再灸。一般灸 3～6 个艾炷,以局部皮肤潮红为度。

5. 温针灸

先进行毫针刺法操作,常规消毒,将毫针刺入腧穴得气后,将毫针留在适当的深度,然后将艾绒捏在针尾上,或将一段长约 2cm 的艾条插在针柄上,点燃施灸。待艾绒或艾条燃烧完毕后除去灰烬,将针取出。

6. 温灸器灸

先将艾绒放入温灸器的筒内并点燃,然后将温灸器置于灸治部位的皮肤上熨烫,以局部皮肤红晕为度。

【注意事项】

1. 灸法治疗应选择正确的体位,要求患者体位平正舒适,既有利于准确选定穴位,又有利于艾炷的安放和施灸的顺利完成。

2. 艾条点燃端和皮肤间的距离以患者皮肤感觉为标准,灸疗的程度以皮肤稍呈红晕为度,灸疗过程中,要随时了解患者的反应,及时调整艾条与皮肤间的距离,掌握灸疗的量,以免造成施灸太过,引起灸伤。用过的艾条应完全熄灭,以防复燃。

3. 艾炷制作时要捏紧,以防燃烧时艾绒松动脱落,烫伤皮肤。艾炷灸的施灸量以艾炷的大小和灸壮的多少为标准。一般情况下,凡初病、体质强壮的艾炷宜大,壮数宜多;久病、体质虚弱的艾炷宜小,壮数宜少。

4. 颜面五官、会阴部位、大血管分布等部位不宜选用直接灸法,妊娠期妇女的腹部及腰骶部不宜施灸。

5. 进行灸法治疗的诊室应注意通风,保持空气清新。

6. 灸法治疗后局部皮肤仅有微红灼热,属于正常现象,很快就可以消失,无须处理。

【思考题】

1. 如何判断进行灸法操作时患者局部皮肤受热程度?

2. 如何预防、处理灸伤?

实训五　拔罐法

【目的与要求】

1. 掌握闪火法、抽气罐法的操作方法。
2. 熟悉投火法的操作方法。
3. 了解针罐法、刺血(刺络)拔罐法的操作方法。

【学时】

2 学时

【准备】

1. 用物准备：各种规格的玻璃罐、抽气罐，95％医用酒精，消毒干棉球，打火机，血管钳或持针钳，治疗床等。
2. 患者(模特)体位舒适，情绪稳定，充分暴露拔罐部位皮肤。

【操作步骤】

1. 检查用物

检查实训用具是否齐全；玻璃罐口是否光滑，有无残损；检查患者体位是否合适；拔罐部位皮肤有无破损及感染等不适合拔罐操作的情况。

2. 拔罐方法

(1) 闪火法：用镊子挟住乙醇棉球，或用纸卷成筒条状，点燃后在火罐内壁中段绕 1～2 圈，迅速退出并及时将罐扣在施术部位上，即可吸住。此法比较安全，不受体位限制，是较常用的拔罐方法。

(2) 投火法：将纸团或乙醇棉球点燃后，投入罐内，然后迅速将罐扣在施术部位。此法适用于侧面横拔。

(3) 抽气罐法：将备好的抽气罐紧扣在需拔罐的部位上，用抽气筒将罐内的空气抽出，使之产生所需负压，即能吸住。此法适用于任何部位拔罐。

(4) 针罐法：先在选定的穴位上施行针刺，待达到一定的刺激量后或按病情需要施以补泻手法后，将针留在原处，再以针刺处为中心，拔上火罐。

(5) 刺血(刺络)拔罐法：先用三棱针按病变部位的大小和出血量要求刺破小血管，然后拔以火罐，以加强刺血法的疗效。

2. 留罐与起罐

拔罐后一般将罐留置 5～15min。罐大、吸拔力强的应适当减少留罐时间，夏季及肌肤浅薄处，留罐时间也不宜过长，以免起泡损伤皮肤。

起罐时一手拿住火罐，另一手将火罐口边缘的皮肤轻轻按下，或将抽气罐的进气阀拉起，待空气缓缓进入罐内后，罐即落下。

【注意事项】

1. 拔罐时要选择适当体位和肌肉丰满的部位。若体位不当、骨骼凹凸不平、毛发较多的部位均不适用。

2. 拔罐时要根据所拔部位的面积大小选择大小适宜的罐。操作时必须迅速,才能使罐拔紧,吸附有力。

3. 拔罐(火罐)操作时应注意勿灼伤或烫伤皮肤。

4. 有过敏、溃疡、水肿及大血管分布部位,不宜拔罐。高热抽搐者、孕妇的腹部及腰骶部位不宜拔罐。

5. 起罐时硬拔,或起罐太快,空气快速进入罐内,负压骤减,易损伤皮肤,产生疼痛。

【思考题】

常用的拔罐方法有哪几种?

实训六　刮痧法

【目的与要求】

1. 掌握刮痧法的操作方法。
2. 熟悉刮痧的注意事项。
3. 了解刮痧法的适应证。

【学时】

2 学时

【准备】

1. 用物准备:刮痧板,刮痧油(或植物油),75%酒精棉签,消毒干棉签。
2. 患者(模特)体位舒适,情绪稳定,充分暴露刮痧部位皮肤。

【操作步骤】

1. 检查用物
检查实训用具是否齐全;刮痧板是否平整、光滑,有无残损;检查患者体位是否合适;刮痧部位皮肤有无破损及感染等不适合刮痧操作的情况。

2. 刮痧方法
(1) 根据刮拭的部位帮助患者选好体位。背腰部刮痧取俯卧位,颈项部刮痧取正坐位或俯卧位。
(2) 将准备刮痧部位的皮肤擦净,常规消毒。
(3) 用刮痧板的边缘蘸上刮痧油,在确定部位皮肤进行刮痧。遵循由上向下、由内向外、先头部后颈项、先背腰部后胸腹部、最后刮四肢关节的原则,单方向直线刮拭,刮拭面尽量拉长;可在关节处用刮痧板的棱角点按。一般刮 5～10min。刮拭后会出现青紫色出血点(出痧)。

颈项部操作顺序一般沿颈项后正中线,由哑门穴刮至大椎穴,再由内向外刮颈部两侧,由风池穴、肩井穴刮至巨骨穴。

背腰部操作顺序一般沿背腰后正中线,由大椎穴刮至长强穴,或者在后正中线两侧,沿足太阳膀胱经刮拭。

(4) 患者自觉轻松后,擦干刮痧油,适当饮用温热的姜汁、糖水或白开水,休息 15～20min。

【注意事项】

1. 刮痧治疗时应注意室内保暖,冬季避寒冷,夏季应避免空调风口直接吹刮拭部位。

2. 如无专业刮痧板,也可选用硬币、瓷碗、瓷酒杯、瓷汤匙、瓷茶杯、有机玻璃纽扣、牛角梳(梳背)等边缘光滑的物品。

3. 刮痧要顺一个方向刮,不要来回刮,力量要均匀合适,不要忽轻忽重。

4. 前一次刮痧部位的痧斑未退之前,不宜在原处再次进行刮痧。再次刮痧时间需间隔 3～6天,以皮肤上痧退为标准。

【思考题】

如何根据刮痧的部位选择患者的体位?

实训七　摆动类推拿手法

【目的与要求】

1. 掌握摆动类推拿手法的操作方法。
2. 熟悉摆动类推拿手法的临床运用。
3. 了解摆动类推拿手法的操作注意事项。

【学时】

3 学时

【准备】

1. 用物准备:教学光盘,米袋,按摩床。
2. 患者(模特)体位舒适,情绪稳定。

【操作步骤】

1. 学生观看推拿手法教学视频。
2. 摩擦类推拿手法练习

（1）一指禅推法

拇指自然伸直，其余手指的掌指关节和指间关节自然屈曲，以拇指指端或螺纹面着力于体表一定部位或穴位，沉肩、垂肘、悬腕，前臂主动运动，带动腕关节节律性摆动，使产生的力通过指端或螺纹面持续地作用于体表，手法频率每分钟 120～160 次（图 6－7－1）。

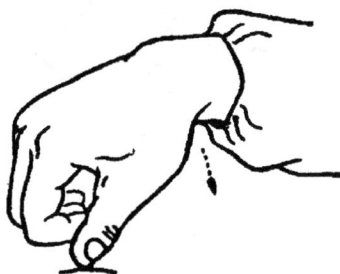

图 6－7－1　一指禅推法

（2）滚法

① 拳背滚法：拇指自然伸直，其余手指屈曲，使手背沿掌横弓排列呈弧面，绷紧手背，以便于施力，以第 5 掌指关节背侧为吸定点置于体表，以肘关节为支点，前臂主动做推旋运动，带动腕关节做较大幅度的屈伸和旋转运动，使手背偏尺侧部在体表进行连续不停的滚动，手法频率每分钟 120～160 次（图 6－7－2，6－7－3）。

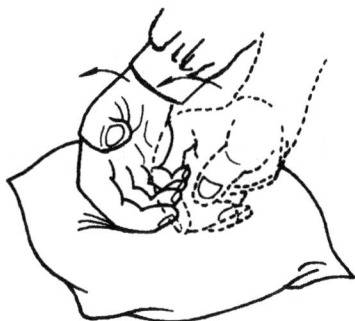

图 6－7－2　滚法（屈腕、前臂旋前）

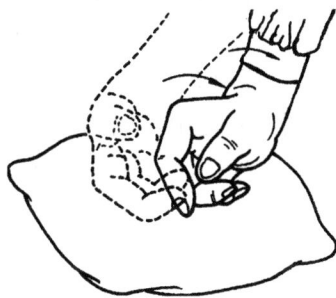

图 6－7－3　滚法（伸腕、前臂旋后）

② 掌指关节滚法：拇指自然伸直，其余手指屈曲，使手背沿掌横弓排列呈弧面，绷紧手背，以便于施力，以第 5 掌指关节背侧为吸定点置于体表，以肘关节为支点，前臂主动做推旋运动，带动腕关节做较大幅度的屈伸和旋转运动，使小指、无名指、中指及食指的掌指关节背侧在体表进行连续不停的滚动，手法频率每分钟 120～160 次。

（3）揉法

① 大鱼际揉法：以手掌大鱼际着力于体表，沉肩，垂肘，肘关节屈曲约 120°～140°，腕关节放松并微屈，以肘关节为支点，前臂主动运动，带动腕关节左右摆动，使大鱼际在体表进行轻柔灵活的揉动，频率每分钟 120～160 次。

② 掌根揉法：以手掌掌根着力于体表，沉肩，垂肘，肘关节微屈，腕关节放松并背伸，手指自然弯曲，以肘关节为支点，前臂主动运动，带动手腕、手掌做小幅度回旋运动，使掌根在体表

进行柔和、连续的旋转揉动,频率每分钟120～160次(图6-7-4)。

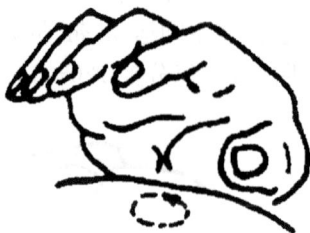

图6-7-4　掌根揉法

③ 拇指揉法:以拇指螺纹面置于体表,其余手指置于相对或合适的位置以起到助力作用,腕关节微屈或伸直,以腕关节为支点,拇指主动做环转运动,使拇指螺纹面在体表进行连续的旋转揉动,频率每分钟120～160次。

④ 中指揉法:以中指螺纹面置于体表,掌指关节微屈,中指指间关节伸直,以肘关节为支点,前臂主动运动,通过腕关节使中指螺纹面在体表进行轻柔灵活的上下、左右揉动或小幅度回旋揉动,频率每分钟120～160次。

【注意事项】

1. 一指禅推法操作时应注意沉肩、垂肘、悬腕、掌虚、指实、紧推、慢移;不要耸肩用力,吸定点与体表之间不要摩擦或滑动。

2. 滚法操作时,肘关节屈曲约120°～140°,腕关节屈伸幅度应在120°左右(屈腕约80°,伸腕约40°),使手背1/2面积依次接触体表。用力应注意前滚和回滚时用力轻重之比为3:1,即"滚三回一"。接触部位要吸定,不宜拖动、跳动、摆动与摩擦,移动速度不宜过快。

3. 揉法用力要适中,以患者舒适为度,揉动时要带动皮下组织一起运动;移动时应在吸定的基础上进行,遵循"螺旋式移动"和"紧揉慢移"的原则。大鱼际揉法操作时腕部放松,前臂有推旋动作;掌根揉法则腕关节略背伸,松紧适宜;指揉法则腕关节保持一定的紧张度。

【思考题】

1. 如何理解一指禅操作操作时的"沉肩、垂肘、悬腕、掌虚、指实、紧推、慢移"?
2. 如何理解滚法操作时的"滚三回一"?

实训八　摩擦类推拿手法

【目的与要求】

1. 掌握摩擦类推拿手法的操作方法。
2. 熟悉摩擦类推拿手法的临床运用。
3. 了解摩擦类推拿手法的操作注意事项。

【学时】

3 学时

【准备】

1. 用物准备：教学光盘、米袋、按摩床。
2. 患者(模特)体位舒适，情绪稳定。

【操作步骤】

1. 学生观看推拿手法教学视频。
2. 摩擦类推拿手法练习

（1）摩法

① 指摩法：手掌、手指自然伸直，食指、中指、无名指和小指并拢，腕关节微屈，以并拢四指螺纹面附着在体表，以肘关节为支点，前臂主动运动，通过手腕、手掌使手指螺纹面做环形或直线往返摩动。

② 掌摩法：手掌自然伸直，腕关节略背伸，以手掌面附着在体表，以肘关节为支点，前臂主动运动，通过手腕使手掌面做环形或直线往返摩动。

（2）擦法

① 指擦法：手掌、手指自然伸直，腕关节平伸，食指、中指、无名指和小指并拢，以并拢四指螺纹面附着在体表，以肘关节为支点，前臂主动运动，通过手腕、手掌使手指螺纹面做均匀的前后往返擦动。

② 掌擦法：腕关节平伸，以手掌掌指面或大鱼际、小鱼际附着在体表，以肩关节为支点，上臂主动运动，通过肘、前臂和手腕使掌指面或大鱼际、小鱼际做前后往返擦动并产生一定的热量。

（3）推法

① 指推法：以拇指端、拇指螺纹面偏桡侧缘或食指、中指、无名指三指并拢的指端或螺纹面附着在体表，腕关节微屈并偏向尺侧，前臂、手腕主动用力，做短距离的单向直线推动。

② 掌推法：以掌根附着在体表，腕关节背伸，肘关节伸直，以肩关节为支点，上臂主动用力，通过前臂、手腕使掌根做短距离的单向直线推动。

③ 肘推法：屈肘并偏向尺侧，以肘关节的尺骨鹰嘴突起部附着在体表，另一侧手臂抬起，以手掌置于屈肘侧的拳面以起到固定和助力的作用，前臂、肘部主动用力，做短距离的单向直线推动。

（4）抹法

① 指抹法：以单手或双手拇指螺纹面置于体表，其余手指置于相应位置以起到固定和助力作用。以拇指的掌指关节为支点，拇指主动运动，以拇指的近端带动远端，做上下或左右、直线往返或弧形曲线的抹动。

② 掌抹法：以单手或双手掌面置于体表，以肩关节和肘关节为支点，上臂与前臂协调用力，腕关节适度放松，做上下或左右、直线往返或弧形曲线的抹动。

（5）搓法

患者肢体放松，操作者以两手掌面夹住患者上肢或下肢，以肩关节和肘关节为支点，上臂与前臂主动用力,作相反方向的快速搓动,同时由肢体的近心端向远心端移动。

【注意事项】

1. 指摩法操作时腕关节保持一定的紧张度,掌摩法则腕部要放松。摩动的速度、压力要均匀。

2. 擦法操作时肩关节宜放松,肘关节宜自然下垂并内收。指擦法以肘关节为支点,前臂为动力源,往返距离宜小。掌擦法以肩关节为支点,上臂为动力源,往返距离宜大。压力要适度,不可擦破皮肤,可配合使用红花油等介质;做直线往返擦动,动作要连续不断,有如拉锯状,以透热为度。

3. 推法操作时着力部位要紧贴体表,压力要平稳适中,做单向直线推动,速度缓慢均匀。推动时不可推破皮肤,可配合使用滑石粉等介质。

4. 抹法操作时手指螺纹面或掌面要贴紧体表,用力均匀适中,动作和缓灵活,做到"轻而不浮,重而不滞"。

5. 搓法为复合手法,含有揉、擦、摩、推等多种手法。操作时用力不能过重,搓动速度宜快,上下移动速度宜慢。

【思考题】

1. 简述摩法的操作要领。
2. 如何理解擦法操作时的"透热"?
3. 简述抹法与推法的区别。

实训九　挤压类推拿手法

【目的与要求】

1. 掌握挤压类推拿手法的操作方法。
2. 熟悉挤压类推拿手法的临床运用。
3. 了解挤压类推拿手法的操作注意事项。

【学时】

3 学时

【准备】

1. 用物准备:教学光盘,米袋,按摩床。
2. 患者(模特)体位舒适,情绪稳定。

【操作步骤】

1. 学生观看推拿手法教学视频。

2. 挤压类推拿手法练习

（1）按法

① 指按法：以拇指罗纹面或拇指端着力于施术部位，其余四指张开，置于相应位置以支撑助力，腕关节悬起，屈曲约 40°～60°，以腕关节为支点，拇指主动用力，垂直向下按压。当按压力达到所需的力度后，稍停片刻，然后松劲撤力，再做重复按压。

② 掌按法：以单手或双手掌面重叠置于施术部位，以肩关节为支点，利用身体上半部的重量，通过上臂、前臂及腕关节传至手掌部，垂直向下按压，用力原则同指按法。

③ 肘按法：屈肘，以尺骨鹰嘴为着力点，利用身体上半部的重量进行节律性按压。

（2）点法

① 指点法：手握空拳，拇指伸直并紧靠于食指中节，以拇指端着力于施术部位，前臂与拇指主动用力，进行持续点压。也可用中指端或者拇指、食指的指间关节背侧进行点压。

② 肘点法：屈肘，以尺骨鹰嘴为着力点，以肩关节为支点，利用身体上半部的重量通过肩关节、上臂传递到肘部，进行持续点压。

（3）捏法

用拇指和食指、中指指腹或拇指和其余四指指腹夹住肢体或肌肤，相对用力挤压、拉拽，随即放松，再用力挤压、拉拽、放松，不断重复以上动作，并循序移动。

（4）拿法

以单手或双手的拇指和其余手指的指腹相对用力，捏住体表肌肤并逐渐收紧、提起，腕关节放松。以拇指与其他手指的对合力进行轻重交替、连续不断地提捏并施以揉动。

（5）捻法

用拇指罗纹面与食指桡侧缘或螺纹面相对捏住治疗部位，拇指与食指相向主动运动，稍用力做较快速的捏、揉、捻动，状如捻线。

【注意事项】

1. 按法操作时用力方向多为垂直向下或与受力面相垂直，用力原则是由轻而重，再由重而轻，稳而持续。指按后常施以揉法，有"按一揉三"之说。

2. 点法操作用力要由轻到重，平稳而持续施力，不可施以暴力或蛮力，用力方向宜与受力面相垂直。点后常配合施以揉法。

3. 捏法操作时要以拇指与其余手指螺纹面着力，施力时双方力量要对称，用力均匀而柔和，动作连贯而有节奏性。

4. 拿法为复合手法，捏提中宜含有揉动。操作时腕部放松，拇指和其余手指间应具有持久的对合力，操作者须长期练习。初习者不可强力久拿，以防损伤腕部与手指的屈肌肌腱及腱鞘。

5. 捻法操作时拇指与食指的运动方向须相反，动作连贯灵活，捻动宜快，移动宜慢。

【思考题】

1. 简述按法的用力原则。

2. 简述肘按法与肘点法的区别。

3. 简述捏法与拿法的区别。

实训十　振动类推拿手法

【目的与要求】

1. 掌握抖法的操作方法。
2. 熟悉抖法的注意事项。
3. 了解抖法的临床应用。

【学时】

3 学时

【准备】

1. 用物准备：教学光盘，米袋，按摩床。
2. 患者（模特）体位舒适，情绪稳定。

【操作步骤】

1. 学生观看推拿手法教学视频。
2. 抖法练习

（1）抖上肢法：患者坐位或站位，肩、上臂放松。操作者站其体侧，身体稍前屈，双手握住其上肢远端（上肢手腕部），将抖动肢体外展约 60°，两前臂同时用力，做连续的小幅度上下抖动，使抖动感由上肢远端向上肢近端传导。

（2）抖下肢法：患者卧位，下肢放松，自然伸直，足放松。操作者双手握住其下肢远端（足踝部），将抖动肢体抬离床面约 30°，做连续的小幅度上下抖动，使抖动感由下肢远端向下肢近端传导。

【注意事项】

1. "松"：被抖动的肢体自然伸直，肌肉放松。
2. "传"：连续小幅度抖动，使抖动感由肢体远端向肢体近端传导。
3. "小"：抖动幅度小，通常在 2～3cm 以内。
4. "快"：抖动频率快，上肢 250 次/min，下肢 100 次/min。
5. 患者有肩、臂、腕习惯性脱位者禁用。患者腰痛重，活动受限，肌肉紧张者禁用。

【思考题】

简述抖法的适用范围与禁忌证。

实训十一　叩击类推拿手法

【目的与要求】

1. 掌握叩击类推拿手法的操作方法。
2. 熟悉叩击类推拿手法的注意事项。
3. 了解叩击类推拿手法的临床应用。

【学时】

3 学时

【准备】

1. 用物准备：教学光盘，米袋，按摩床。
2. 患者（模特）体位舒适，情绪稳定。

【操作步骤】

1. 学生观看推拿手法教学视频。
2. 叩击类推拿手法练习

（1）拍法

操作者五指并拢，掌指关节微屈，使掌心空虚，腕关节放松，前臂主动运动，上下挥臂平稳而有节奏地用虚掌拍击体表。用双掌拍打时，宜双掌交替操作。

（2）击法

① 拳击法：手握空拳，腕关节伸直，利用肘关节有节奏地屈伸，以整个拳背平面有弹性地击打体表。一般击打 3～5 次即可。

② 掌击法：手指微屈，腕关节放松，腕略背伸，前臂主动用力，以掌根着力，有节律、有弹性地击打体表。

③ 侧击法：又称小鱼际击法。手掌自然伸直，五指伸直分开，腕关节略背伸，前臂主动用力，以手的尺侧（包括第 5 指和小鱼际）着力，双手交替有节律、有弹性地击打体表。

④ 指尖击法：两手五指半屈，如爪状，腕关节放松，前臂主动用力，以指端着力，有节律、有弹性地击打体表。

3. 叩法

手指自然分开，腕关节略背伸，前臂主动用力，用小指侧有节律、有弹性地叩击体表。或者手握空拳，腕部放松，前臂主动用力，用拳的小鱼际部和小指部有节律、有弹性地叩击体表。

【注意事项】

1. 拍法操作时动作要平稳，要使整个掌、指周边同时接触体表，力量不可偏移，否则易抽击皮肤而产生疼痛。

2. 拳击法操作时不可以拳背骨关节突起部位击打,指尖击法操作应轻快而有连贯性,一触即起。

【思考题】

1. 叩击类手法多属"刚劲"手法,应用时在动作技巧方面应注意哪些?
2. 简述不同击法的适用范围。

（石君杰　施晓倩　徐发莹）

第七章　临床疾病康复综合技能

实训一　关节炎的康复

【目的与要求】

1. 掌握骨性关节炎以及类风湿性关节炎的常见康复问题。
2. 掌握骨性关节炎和类风湿性关节炎的康复评定以及基本的康复治疗方法。
3. 熟悉强直性脊柱炎的康复评定和康复治疗方法。

【学时】

3 学时

【准备】

1. 用物准备：量角器、拉力计、握力计、直尺、滑轮练习器、肩关节训练器、前臂旋转训练器、腕关节训练器、髋关节训练器、踝关节训练器、治疗床、治疗垫、PT 凳、红外线治疗仪、冰包、高频电疗仪。
2. 患者(模特)体位舒适,情绪稳定,着宽松衣裤、软底鞋。

【操作步骤】

1. 骨性关节炎的康复评定
(1) 关节疼痛的评估：根据疼痛的持续时间、严重程度、缓解方式、服药情况进行评估；其严重程度可用视觉模拟量表(VAS)进行评估。
(2) 关节活动范围评估：用量角器检查患者患肢,应分别测量和记录主动关节活动度(AROM)和被动关节活动度(PROM),并将患侧肢体的关节活动范围与健侧肢体的关节活动范围作对比,同时作康复治疗前后的对比。
(3) 关节周围肌力评定：以徒手肌力检查为主。若累及手部的掌指以及指间等小关节时,可采用握力计,连续测定 3 次,取平均值。应当注意,严重的骨性关节炎可导致疼痛,可能影响检查结果,故客观测定可能较主观测定更为准确和重要。
(4) 日常生活活动能力评定：根据 Barthel 指数评定。亦可根据疾病的部位和分期有所侧重地选择相关的评定方法,如改良 HSS 肘关节评分、国际膝关节疾病分类标准(IKDC)等。

2. 类风湿性关节炎的康复评定

(1) 关节疼痛的评估：可根据视觉模拟量表(VAS)进行评估；也可采用专门针对 RA 设计的疼痛评分，如 Ritchie 关节指数等。Ritchie 关节指数是针对指定关节进行压诊，并根据相应的反应对每一关节进行评分。这个指数记录各关节压痛级别的总和。指数采取 4 级疼痛分级，即无压痛 0 分、压痛(tender)1 分、压痛伴畏缩(tenderand winced)2 分、压痛、畏缩和躲避(tenderwinced and withdrew)3 分。积分减少代表症状的改善。Ritchie 指数与影像学的结果相关，低指数者侵蚀较轻，见表 7-1-1。

表 7-1-1　Ritchie 关节指数评定表

关　　节	无压痛（0分）	压痛（1分）	压痛伴畏缩（2分）	压痛、畏缩和躲避（3分）	累计总分
颞下颌关节（temporomandibular joint）					
颈椎（cerical spine）					
胸锁关节（sternoclavicular joint）					
肩峰锁骨关节（acromio-clavicular joint）					
肩关节（shoulders）					
左　　右					
肘关节（elbows）					
左　　右					
腕关节（wrists）					
左　　右					
掌指关节（MCP joint）					
左　　右					
近端指间关节（PIP joint）					
左　　右					
膝关节（knees）					
左　　右					
踝关节（ankles）					
左　　右					
距跟关节（talocalcancal joints）					
左　　右					
中跗骨关节（midtarsal joints）					
左　　右					
跖趾关节（MTP joint）					
左　　右					
总　　分					

（2）关节活动范围评估：用量角器进行病损关节以及其他相邻关节的评定，方法同骨性关节炎。

（3）关节周围肌力评定：由于患者往往伴有关节畸形，故器械测定较为困难，主要采用徒手肌力评定。

（4）日常生活活动能力评定：采用 Barthel 指数评定。此外还可采用 RA 专用的功能障碍信号评定（SOFI）以及 ARA 类风湿性关节炎功能指数等方法评价。

Ⅰ级：日常活动不受限，能完成一般日常活动（生活自理、职业活动、业余活动）。

Ⅱ级：能完成一般生活自理活动和职业活动，但业余活动受限。

Ⅲ级：能完成一般生活自理活动，但职业活动和业余活动受限。

Ⅳ级：一般生活自理活动、职业活动和业余活动均受限。

3. 记录各项评定结果，并分析病例中的康复问题。

4. 确定康复治疗目标并制订相应的康复治疗方案。

（1）骨性关节炎的康复治疗

① 早期合理制动和休息。关节取功能位适当制动，但应避免制动和休息时间过长。休息可采用如关节制动局部休息、完全卧床休息以及一日中的多次短暂休息等方法。

② 物理因子疗法。急性期患者可采用冷疗减轻肿胀；慢性期患者可采用热疗如石蜡疗法、高频电疗以及红外线疗法等以促进局部血液循环，加快炎症消散。

③ 运动疗法。包括关节被动活动、关节功能牵引、助力以及减重下训练以及水中训练等。肌力训练应主要采用静力性练习，同时进行主动肌和拮抗肌的肌力练习，以增加关节稳定性。

④ 作业治疗以及康复工程。

⑤ 推拿治疗。

⑥健康教育。

（2）类风湿性关节炎的康复治疗

① 足够的制动和休息。

② 物理因子疗法，主要是各种热疗和冷疗。

③ 运动疗法。在关节可动范围内进行主动关节活动度训练，3 次/d；注意避免疼痛，若疼痛持续 3～4h 以上，应减量或暂停训练。肌力训练以静力性收缩为主，但应注意避免加重关节畸形。水中疗法是非常好的运动方式。

④ 作业治疗以及康复工程。

⑤ 推拿治疗。

⑥ 健康教育。

【注意事项】

1. 在开始康复治疗前应向患者做好解释工作以取得良好的配合。

2. 维持与改善关节活动范围的训练，无论是关节主动活动还是被动活动，在 OA 患者以及 RA 患者均应特别注意避免暴力，导致疼痛程度增加。

【思考题】

1. 试比较骨性关节炎与类风湿性关节炎的康复治疗方案的异同。

2. 简述骨性关节炎的康复评定。

实训二 骨折后的康复

【目的与要求】

1. 掌握常见骨折，主要是长骨骨折的术后康复问题。

2. 掌握常见骨折基本的康复评定和康复治疗方法。

3. 了解骨折后的各种固定方式和特点。

【学时】

3 学时

【准备】

1. 用物准备：量角器、握力计、软尺、沙袋、治疗床、治疗垫、PT 凳、红外线治疗仪、冰包、高频电疗仪。

2. 患者（模特）体位舒适，情绪稳定，着宽松衣裤、软底鞋。

【操作步骤】

1. 骨折康复评定

（1）疼痛的评估：患者在骨折术后常有切口疼痛，可用视觉模拟量表（VAS）进行评估。

（2）关节活动范围评估：用量角器检查患者患肢，并与健侧肢体的关节活动范围作对比，同时作康复治疗前后的对比。

（3）肌力评定：骨折部位进行肌力评估一般以徒手肌力检查为主，也可采用握力计等仪器。

（4）肢体周径和长度的测定：用软尺测量患侧肢体的周径，并与健侧作对比；并以身体主要骨性标志进行肢体长度的测量。

（5）日常生活活动能力评定：根据 Barthel 指数评定。亦可有所侧重，如上肢骨折侧重进食、书写等功能障碍，下肢骨折侧重步行、负重等功能障碍。

2. 记录各项评定结果，并分析病例中的康复问题。

3. 确定康复治疗目标并制订相应的康复治疗方案。

（1）早期合理制动和休息。应尽可能保持患肢远端高于近端，近端高于心脏，以减轻水肿。

（2）运动疗法。在患肢坚强固定的前提下，可进行相关运动疗法。包括相邻关节的主动活动,可以有效减轻伤后和术后肢体的水肿,主动活动不能引起明显疼痛,亦可借助外力进行助力运动。运动疗法应分期进行,早期主要采用静力性练习,后期可循序渐进地进行抗阻训练。

（3）关节松动术。对于已经发生关节粘连挛缩的患者,可采用关节松动术。

（4）物理因子疗法。早期使用冷敷以减轻肿胀,运动训练后也可进行冷敷以减少渗出。高频电疗可促进血液循环,促进炎症消散。石蜡疗法、超声波等均可适当选用。

（5）全身训练和功能重建。有氧训练可改善心肺功能,预防和减轻长期卧床后的不良影响;患肢还应注重本体感觉的重建,以获得功能重建。

【注意事项】

1. 在对骨折患者进行高频电疗、超声波治疗等过程中,应特别注意患者局部有无金属固定物,若有则为禁忌证,应禁忌使用,并在治疗记录中标明。

2. 在骨折术后的肌力训练中,一定要循序渐进,避免负荷过大导致新的损伤,或者影响骨折愈合。

【思考题】

试写出骨折术后各期康复的重点和相应的康复治疗方法。

实训三　人工关节置换术后的康复

【目的与要求】

1. 掌握髋关节置换术后常见的康复问题。
2. 掌握髋关节置换术后基本的康复评定和康复治疗方法。
3. 了解膝关节置换术后的康复评定以及康复治疗方法。

【学时】

3 学时

【准备】

1. 用物准备：量角器、软尺、沙袋、治疗床、治疗垫、PT 凳、各种运动训练器械、CPM 仪、红外线治疗仪、冰包等。

2. 患者（模特）体位舒适,情绪稳定,着宽松衣裤、软底鞋。

【操作步骤】

1. 全髋关节置换术前的康复评定

（1）疼痛评定：用视觉模拟量表（VAS）进行评估。

（2）关节活动范围评估：用量角器检查患者患肢，并与健侧肢体的关节活动范围作对比，确定有无关节挛缩存在。

（3）肌力评定：一般以徒手肌力检查为主，主要是髋外展肌群、后伸肌群、屈髋肌群和股四头肌。

（4）步态评定和肢体长度、周径的测量：观察步态有无跛足。用软尺测量患侧肢体的周径和长度，并与健侧作对比。

（5）影像学检查和髋关节功能评定：一般采用 Harris 髋关节评分。Harris 评分是一个广泛应用的评价髋关节功能的方法，常常用来评价保髋和关节置换的效果。满分 100 分，90 分以上为优良，80～89 分为较好，70～79 分为尚可，小于 70 分为差，见表 7-3-1。

表 7-3-1 髋关节 Harris 评分表

关于主诉疼痛 (44分)	无痛或可以忽略				44	
	时有隐痛，不影响活动				40	
	轻度疼痛，日常生活不受影响，过量活动可有中度疼痛，可服 NSAID 类止痛药				30	
	中度疼痛，可忍受，但常因此废弃一些活动，日常活动稍受限，但能正常工作，常服 NSAID 止痛药				20	
	剧痛，活动严重受限				10	
	病废，卧床仍剧痛，因疼痛被迫长期卧床。				0	
功能 (47分)	步态 (33分)	步态跛行	无	11	轻度	8
			中度	5	重度	0
		行走距离	无限制	11	600m	8
			200～300m	5	限于室内	2
			卧床和坐椅	0		
		助行装置	无	11	长距离行走需单手杖	7
			需单拐	3	大多时间需单手杖	5
			需双手杖	2	需双拐或无法行走	0
	日常生活 (14分)	上下楼梯	一步一阶不需扶手	4	上下楼需人辅助	1
			一步一阶需扶栏杆	2	无法上下楼	0
		穿鞋袜	轻松	4	能穿鞋袜	0
			困难	2		
		坐	能舒适地坐任何椅子 1h			5
			能舒适地坐高椅子半小时			3
			在任何椅子上坐都不舒服			0
		乘车	能	1	不能	0

续　表

体征表现	固定屈曲挛缩小于 30°		1	
	固定内收畸形小于 10°		1	
	伸直位固定内旋畸形小于 10°		1	
	两侧肢体长度相差 3.2cm 以内		1	
查体结果	A. 屈曲	0°～45°以内	×1.0＝（A）	得分结果＝A、B、C、D 之和除以 20
		45°～90°以内	×0.6＝（A）	
		90°～110°以内	×0.3＝（A）	
	B. 外展	0°～15°以内	×0.8＝（B）	
		15°～20°以内	×0.3＝（B）	
	C. 外旋	0°～15°以内	×0.4＝（C）	
	D. 内收	0°～15°以内	×0.2＝（D）	
特征表现	Trendelenburg 试验	阳性（　）		阴性（　）
□ 左　　　□右	Harris 评分（　　　）			

（6）全身一般状况评估：由于大部分全髋置换的患者是老年人，往往合并存在多种基础疾病，故应综合评估年龄、营养状况、心肺功能等情况，以指导术后的康复治疗。

2. 全髋关节置换术后的康复评定

一般在术后 1～2d、术后 1 周、2 周以及术后 1 个月、3 个月和 6 个月分期进行评定。

（1）手术基本情况：全髋置换术的手术操作情况是康复治疗方案制订的重要依据。术后康复治疗师应与手术医师进行充分沟通，了解手术入路、假体类型、术后假体位置、固定方法等情况，作为康复训练的参考。同时了解术后患者的全身一般状况及心理状态。

（2）切口情况、疼痛和水肿：了解患者术后切口的愈合情况，观察有无渗液以及肿胀程度。患者在术后一般都有明显的切口疼痛，用视觉模拟量表（VAS）进行评估。关节周围组织的周径可作为判断肿胀的客观标准。

（3）关节活动范围评估：用量角器测定并记录主动关节活动度和被动关节活动度。

（4）下肢肌力评定：以徒手肌力检查为主，主要是髋外展肌群、后伸肌群、屈髋肌群和股四头肌，评估肌力情况与手术关节稳定性的关系。

（5）活动、转移能力的评定：在患者术后不同阶段，评定患者体位转换和体位转移功能，必要时还可进行步态分析。

（6）髋关节功能评定：采用 Harris 髋关节评分评定术后髋关节功能。

3. 记录各项评定结果，并分析病例中的康复问题。

4. 确定康复治疗目标并制订相应的康复治疗方案。

（1）术后 1～2d：卧床时注意避免四种危险的体位：髋屈曲超过 90°；下肢内收超过身体中线；伸髋外旋；屈髋内旋。

根据手术入路不同，体位限制也有所区别。两腿之间应放置三角枕避免患肢内收、内旋。合理采用冰敷、电疗等起消肿、止痛作用。

运动疗法：每日 1～2 次，每次 30～60min；呼吸训练预防心肺系统的并发症；辅助髋、膝关节屈曲、伸展训练；患肢肌肉等长收缩练习，包括臀大肌、臀中肌、股四头肌、股二头肌、腓肠肌的等长收缩训练；患肢 CPM 训练，髋关节被动活动范围不超过 85°；踝、足和趾的主动活动。

（2）术后 3～4d：开始床上活动练习、翻身、起坐、移动、床边坐位和床边站立训练，每天约 3 次，每次持续约 5min。注意坐位时避免髋内收，屈髋不得大于 90°。同时继续上述康复训练和物理治疗。

（3）术后第 5d～2 周：髋周围肌肉渐进性肌力训练；尽可能用拐杖行走，达到部分负重（四脚拐→肘拐→手杖）；尝试上、下楼（阶梯训练：高 12cm，间距 10cm）；作业治疗以 ADL 训练为主，如起床、转移和行走训练等。出院前做好宣教，并制订随访时间及计划。

（4）远期康复：术后 3 个月内仍应避免屈髋大于 90°，禁止过低座椅和床；术后 6 个月内禁止患侧髋关节内收内旋，如女性化穿鞋动作，睡眠时尽可能避免患侧卧位。

【注意事项】

1. 在进行全髋关节置换术前，应进行健康教育，让患者了解手术以及可能的并发症，术后康复训练方法，使其掌握各种术后体位转移方法、各关节的助力训练和主动活动的方法以及辅助器具的使用；同时注意增加上肢的肌力训练，并进行床上排便训练。

2. 进行全髋关节置换术的术后康复时，一定要注意循序渐进、注意安全。

【思考题】

1. 为什么对全髋关节置换术患者进行术前宣教？术前进行上肢肌力训练的目的是什么？

2. 全髋关节置换术后如何保护手术关节？生活中应避免的常见危险动作有哪些？

实训四　颈肩腰腿痛的康复

【目的与要求】

1. 掌握颈椎病和腰椎间盘突出症患者常见的康复问题。
2. 掌握颈椎病和腰椎间盘突出症患者基本的康复评定和康复治疗方法。
3. 熟悉肩周炎各期的特点以及相应的康复治疗方法。
3. 熟悉颈肩腰腿痛常见的骨科查体。

【学时】

6 学时

【准备】

1. 用物准备：量角器、软尺、直尺、治疗床、治疗垫、PT 凳、电动牵引床、红外线治疗仪、颈托、肩梯、肋木、拉力器、滑轮系统、沙袋、体操棒、肩关节活动器等。

2. 患者(模特)体位舒适,情绪稳定,着宽松衣裤、软底鞋。

【操作步骤】

1. 颈椎病的康复评定

(1) 颈椎病特殊查体:椎间孔挤压/分离试验(侧屈位椎间孔挤压试验、后仰椎间孔挤压试验)、椎动脉扭转试验、前屈旋颈试验、臂丛牵拉试验。

(2) 颈椎活动度测定:包括旋转、前屈后伸、侧屈 6 个方向的活动度测定。

(3) 肌力评定:一般以徒手肌力检查为主,从 C3 水平到 T1 逐一评定,并注意与健侧作对比。此外还可用握力计作握力测定,较为客观。

(4) 疼痛的评估:可用视觉模拟量表(VAS)进行评估。

2. 记录各项评定结果,判断病例中颈椎病属于何种类型,确定相应的治疗目标和康复治疗方案。

(1) 颈椎动力牵引。

(2) 推拿以及关节松动术。

(3) 颈椎操。

3. 肩周炎的康复评定

(1) 肩部疾病的特殊查体

① 肩关节活动度检查:Apley 摸背试验、肩外旋活动度、肩内旋活动度。

② 肩袖损伤的肌力检查:外展肌力检查(Jobe 试验、落臂试验)、外旋肌力检查(外旋抗阻试验、坠落试验、外旋减弱征)、内旋肌力检查(Lift off 试验、Napoleon 试验、内旋减弱征)。

③ 撞击诱发试验:Neer 试验、Hawkins 试验、疼痛弧、过体内收试验。

④ 肱二头肌长头腱损伤评估:Yergason 试验、Speed 试验。

(2) 疼痛:根据疼痛程度的描述(轻度、中度、重度)测量,或者使用视觉模拟量表(VAS)进行评估。

(3) 关节活动度和肌力测定:可使用量角器和徒手肌力测定。

(4) 肩关节功能评定:如 Rowe 肩关节功能评定、Constant - Murley 肩关节功能评定等。

4. 记录各项评定结果,并分析判断病例中肩周炎处于哪个分期,确定相应的治疗目标和康复治疗方案。

(1) 急性期以对症治疗为主,采用合理制动、物理治疗、推拿按摩以及针灸、局部封闭等治疗。运动疗法主要以被动活动为主。

(2) 慢性期以恢复关节功能为目的,运动疗法主要以主动活动(Codman 运动)为主,也可借助多种器械,如肩梯、肋木、滑轮练习、拉力器练习等。此外推拿、关节松动术亦可选择(图 7 - 4 - 1)。

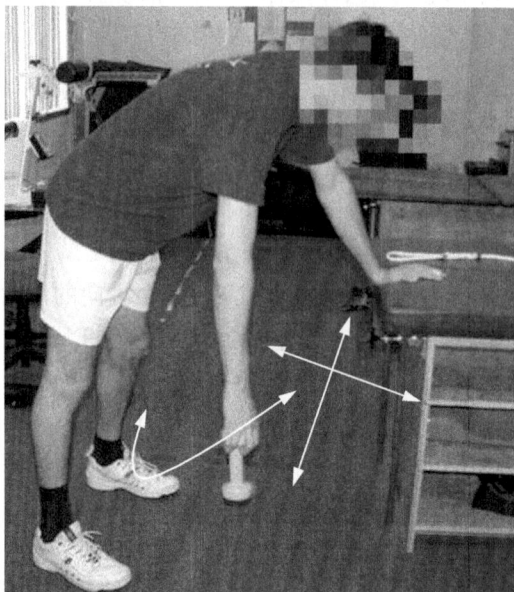

图 7 - 4 - 1　Codman 运动

（3）缓解期以消除残余功能障碍为目的，并预防复发。

5. 腰椎间盘突出症的康复评定

（1）特殊查体：直腿抬高试验和直腿抬高加强试验；股神经牵拉试验；屈颈试验；挺腹试验；下肢后伸试验。

（2）疼痛评估：用视觉模拟量表（VAS）进行评估。

（3）腰椎活动度检查：可用量角器作脊柱屈伸、旋转和侧屈的检查，也可采用测量直立位弯腰时两手指尖能触到的下肢最低部位来进行简易评估。

（4）肌力检查：腰痛患者一般有腰背肌和腹部肌肉力量的下降，可用拉力计进行测量。但应注意，严重腰痛患者一般不做拉力计的检查。

6. 记录各项评定结果，并分析病例的康复问题，确定相应的治疗目标和康复治疗方案。

（1）急性期卧床休息，限制体力活动。

（2）腰椎动力牵引。

（3）推拿治疗和物理因子治疗。

（4）腰背肌以及腹肌肌力训练。各种腰背体操，如 Williams 体操、飞燕式等。

【注意事项】

1. 扮演患者的同学应脱去白大褂方可进行腰椎动力牵引。

2. 实验过程中注意体会牵引时的感觉，若有不适，应立即停止并休息片刻，并查找原因。

【思考题】

1. 简述 3 种基本的肩周炎康复训练方法。

2. 腰椎间盘突出症的特殊查体有哪些?

实训五 脊柱侧弯的康复

【目的与要求】

1. 掌握脊柱侧弯患者的常见康复问题。
2. 掌握脊柱侧弯基本的康复治疗方法。
3. 熟悉脊柱侧弯的特殊评定方法。

【学时】

3 学时

【准备】

1. 用物准备:治疗床、治疗垫、PT 凳、低频电疗仪、支具矫形器。
2. 患者(模特)体位舒适,情绪稳定,着宽松衣裤,软底鞋。

【操作步骤】

1. 脊柱侧弯的康复评定

(1) 体征:请一位男同学为模特进行评估,重点评估双侧肩胛、骨盆以及腰凹等部位的对称情况;最后进行棘突触诊,以红蓝笔在棘突部标识,或者用铅垂线自 C7 棘突垂下,观察其和臀沟的偏离程度。

(2) 特殊查体:在提供的病例平片上,测量 Cobb 角,了解脊柱侧弯的程度。

(3) 步态以及心肺功能评定。

2. 记录病例中各项评定结果,并分析病例中的康复问题。

3. 确定康复治疗目标并制订相应的康复治疗方案。

(1) 矫正体操:适用于侧弯小于 15°的患者,重点训练凸侧肌肉。常选用卧位、匍匐位等特定体位进行,一般以 T3 为中心的侧弯采取胸膝位,以 T6 为中心的侧弯采取肘膝位,以 T8 为中心的侧弯采取手膝位。做操时动作准确到位,保持 5s,重复 30 次/组,2 组/天(图 7-5-1)。

(2) 不对称爬行:可增加脊柱柔韧性。俯卧位时,一侧上肢前伸过头,同侧下肢后伸,牵张同侧脊柱。右侧弯时,左臂右膝向前迈,右臂左腿跟进,但始终不超越左臂和右腿,向右侧呈弧形前进。胸右腰左弯时,左臂左膝向前迈,右臂右腿跟进,但始终不超越左臂和左腿,直线前进。

(3) 肌力训练。

(4) 姿势训练。

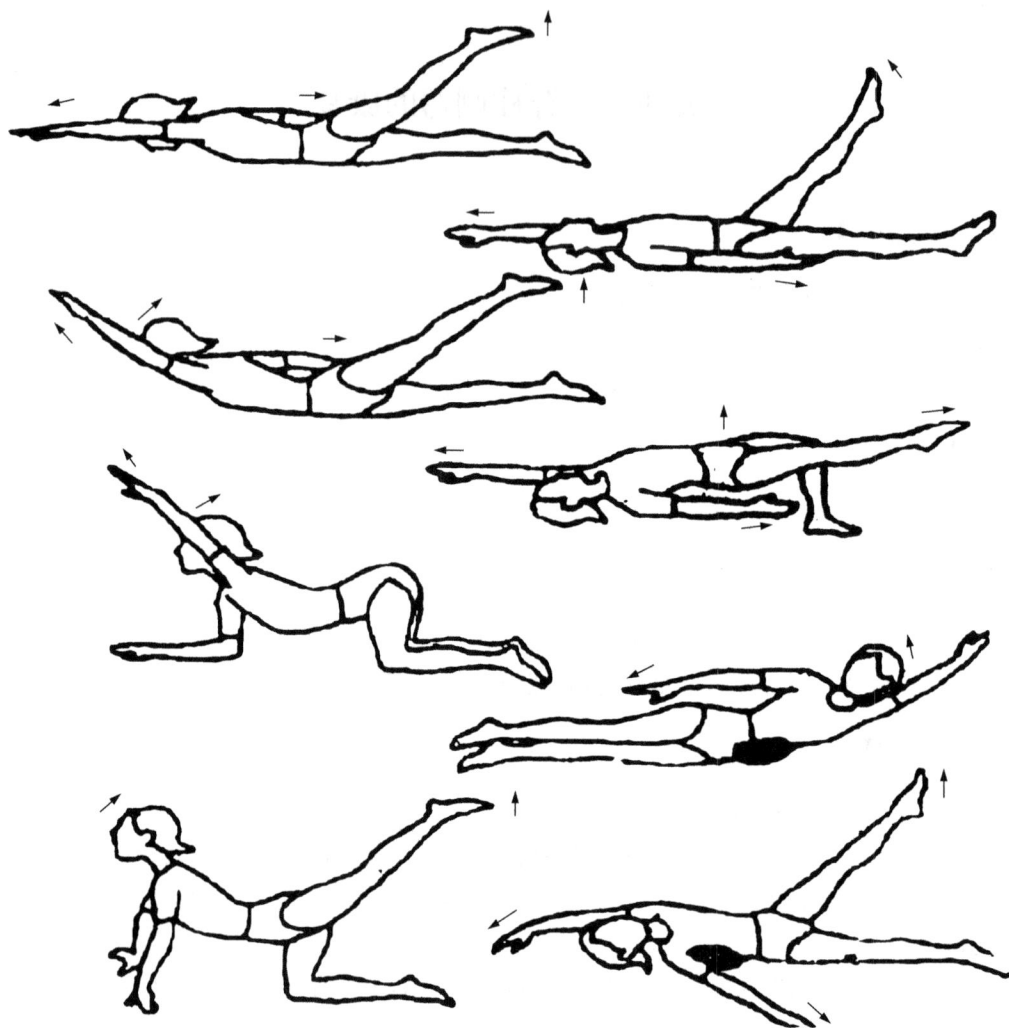

图 7-5-1　脊柱胸右腰左侧凸的矫正体操

（5）侧方表面电刺激。

（6）矫形器的应用。

（7）改善呼吸运动的训练。

【注意事项】

1. 进行体操训练前向患者解释体操的原理，取得患者的理解和配合，并要求其持之以恒。

2. 患者若有心理问题，应同时进行评定和疏导。

【思考题】

试述脊柱侧弯的原因。

实训六　手外伤的康复

【目的与要求】

1. 掌握手外伤的康复评定内容。
2. 掌握手外伤的康复治疗方法。

【学时】

3 学时

【准备】

1. 用物准备：橡皮筋、弹簧、滑轮、弹力带、手训练器具等。
2. 患者(模特)体位舒适，情绪稳定，充分配合。

【操作步骤】

1. 手外伤的康复评定

(1) 手运动功能评定

1) 手部肌力评定

徒手肌力评定：观察肢体主动活动的范围，感觉肌肉收缩的力量，确定所检肌肉的力量和等级。

手握力评定：方法：用握力计评定，评定时上肢在体侧下垂，握力计表面向外，将把手调节到适宜的宽度。评定标准：以握力指数评定。握力指数＝手的握力(kg)/体重(kg)×100。正常值应大于50。测试 2～3 次，取最大值。

指捏力评定：用握力计或捏力计评定。分别评定拇指与其他四指的指腹相对捏的力量，其值约为握力的 30%。

2) 关节活动度评定

指关节角度测量：主动屈曲手指，使用量角器分别测量手指的掌指关节(MP)、近侧指关节(PIP)、远侧指关节(DIP)的主动、被动关节活动范围。正常：MP 90°，PIP 100°，DIP 70°～90°。

手指关节总活动(Total active movement，TAM)评定：屈曲角度(MP＋PIP＋DIP)－伸直受限角度(MP＋PIP＋DIP)＝TAM，该评定法可较全面地反映手指肌腱功能情况，实用价值大，但测量与计算较繁琐。

标准化评定方法：屈曲测量：手握拳，测量指尖距近端掌横纹或远端掌横纹的距离。手损伤后，该距离达 0.5～1.5cm 即可认为疗效满意。伸展测量：伸指，手背贴于桌面，测量指尖距离桌面的距离。拇指测量：拇指外展和对掌的能力，测量拇指指尖至示指指尖或小指根的距离。

（2）手感觉功能评定

1）手指触觉、痛觉、温度觉和实体觉测定。

2）两点辨别试验：正常人手指末节掌侧皮肤的两点区分试验距离为 2～3mm，中节 4～5mm，近节为 5～6mm。本试验是神经修复后常采用的检查方法。两点辨别试验的距离越小，越接近正常值范围，说明该神经的感觉恢复越好。

3）Moberg 拾物试验：检查用具有木盒、5 种常用日常小物件，如钥匙、硬币、茶杯、钮扣和秒表。让患者在睁眼下，用手拣拾物品，并放入木盒内，每次只能拣拾一件，用秒表记录患者完成操作所花费的时间。然后让患者在闭眼下重复上述动作，并记录时间。假如患者的拇指、示指、中指感觉减退，或正中神经分布区皮肤感觉障碍，在闭目下，很难完成该试验。

2. 手外伤的康复治疗

（1）运动治疗

1）维持和改善关节活动度训练

① 各关节全范围被动活动以维持关节活动度。

② 对于有组织挛缩及粘连的关节采用关节松动技术或关节功能牵伸技术以扩大关节活动度。

2）增强肌力训练

① 早期外固定时嘱患者进行受累部分的静力性收缩（等长运动）训练。

② 去除外固定后，肌力为 1 级时，可采用神经肌肉电刺激、被动活动、助力运动等。

③ 肌力为 2～3 级时，以主动运动为主，助力运动为辅。

④ 肌力达 4 级时，可以徒手施加阻力进行抗阻训练，也可以选用橡皮筋、弹簧、滑轮、弹力带和手训练器具等进行训练。

（2）物理因子治疗

1）超短波疗法、激光疗法等控制肿胀和感染。

2）TENS、干扰电疗法、中频电疗法等缓解疼痛。

3）音频电疗法、磁疗法、超声波疗法等软化疤痕，松解粘连。

4）电脑骨折愈合仪治疗、直流电钙离子导入疗法等促进骨折愈合。

5）神经肌肉电刺激疗法、感应电疗法、电针疗法等促进神经生长，防止肌肉萎缩。

（3）作业治疗

1）手感觉功能训练

① 定位觉训练：用铅笔头沿需要训练的区域，由近到远触及患者。患者先睁眼观察训练过程，然后闭上眼睛，将注意力集中于他所觉察到的感受，而后睁眼确认，再闭眼练习。这样反复学习，直至患者能够较准确地判断刺激部位。

② 辨别觉训练：对患者进行物体大小、粗细、长短、形状、材质、软硬等的辨别训练。每项训练采用闭眼—睁眼—闭眼方法。利用反馈，重复强化训练。

2）手灵活性训练：手工艺训练、日常生活活动（ADL）训练、家务劳动训练等。

（4）康复工程

主要应用矫形器维持、改善或代偿患手功能，如手部骨折者根据骨折部位和功能情况使用舟骨骨折矫形器、掌骨骨折矫形器、指骨骨折矫形器、腕固定矫形器、手功能位矫形器；肌腱损伤者使用夜间固定矫形器、屈/伸肌腱损伤动态矫形器、锤指矫形器、腕固定矫形器等；断指再植/拇指重建可使用指固定矫形器、对掌矫形器等。

（5）家庭康复技巧指导

1）关节的被动锻炼。

2）手关节的主动伸屈锻炼。

3）虎口开大训练。

4）拉皮筋抗阻练习。

5）技能锻炼：练习执笔、执筷、系纽扣、使用生产工具等。

【注意事项】

1. 手外伤康复时间越早越好。

2. 康复训练前必须进行全面的康复评估。

3. 要综合多种治疗手段如运动疗法、理疗、中医治疗、家庭自我治疗等，才能达到较好疗效，任何单一手段都不可取。

4. 训练要适度，不可过分疲劳。

【思考题】

1. 手外伤的临床分类有哪些？

2. 手外伤的康复治疗方法有哪些？

实训七 脑血管意外的康复

【目的与要求】

1. 掌握脑血管意外的评定内容。

2. 掌握脑血管意外不同阶段运动治疗的目标和内容。

【学时】

3 学时

【准备】

1. 用物准备：治疗床、站立床、平衡杠、板凳、训练用楼梯、OT 桌、手杖、助行器、轮椅等。

2. 患者（模特）体位舒适，情绪稳定，充分配合。

【操作步骤】

1. 脑卒中的康复评定(详见康复功能评定技能)

(1) 临床神经功能缺损评定

临床神经功能缺损评定基本上反映了脑血管意外病灶对脑组织的损害程度,方法简单实用,是脑血管意外最基本的功能评定之一。总分 45 分,分数越高,障碍越重;其中运动障碍积分占了 30 分,反映了运动障碍是脑血管意外最主要的功能障碍,见表 7-9-1。

表 7-9-1 脑卒中神经功能缺损程度评分标准

观察项目			评分标准
意识(最大刺激,最佳反应)	两项提问:1. 年龄? 2. 现在是几月?(相差 2 岁或一个月算正常)	均正常 一项正常 都不正确,做以下检查	0 1
	两项指令(可以示范):1. 握拳、伸拳;2. 睁眼、闭眼	均完成 完成一项 都不能完成,做以下检查	3 4
	强烈局部刺激(健侧肢体)	定向退让(躲避动作) 定向肢体回缩 肢体伸直 无反应	6 7 8 9
水平凝视功能	正常 侧凝视动作受限 眼球侧凝视		0 2 4
面瘫	正常 轻瘫,可动 全瘫		0 1 2
言语	正常 交谈有一定困难,借助表情动作表达或语言流利但不易听懂,错语较多 可简单对话,但复述困难,言语多迂回,有命名障碍 词不达意		0 2 5 6
上肢肌力	正常Ⅴ级 Ⅳ级不能抵抗外力 Ⅲ级抬臂高于肩 Ⅲ级平肩或以下 Ⅱ级平肩或以下>45° Ⅰ级上肢与躯干夹角≤45° 0级		0 1 2 3 4 5 6

续 表

观察项目		评分标准
手肌力	正常Ⅴ级	0
	Ⅳ级不能紧握拳	1
	Ⅲ级握空拳,能伸开	2
	Ⅲ级能屈指,不能伸	3
	Ⅱ级屈指不能及掌	4
	Ⅰ级指微动	5
	0级	6
下肢肌力	正常Ⅴ级	0
	Ⅳ级不能抵抗外力	1
	Ⅲ级抬腿45°以上,踝或趾可动	2
	Ⅲ级抬腿45°左右,踝或趾不能动	3
	Ⅱ级抬腿离床不足45°	4
	Ⅰ级水平移动,不能抬高	5
	0级	6
步行能力	正常行走	0
	独立行走5m以上,跛行	1
	独立行走,需扶杖	2
	有人扶持下可以行走	3
	自己站立,不能走	4
	坐不需支持,但不能站立	5
	卧床	6

注:1995年,我国第四次脑血管病学术会议通过了脑卒中患者临床神经功能缺损评分标准,是由斯堪的纳维亚卒中量表(SSS)修订而来。其目的是对脑卒中后患者所存留的或新出现的神经功能缺损进行识别和评定,并进行疗效考评。在相应项目内打"√",每项检查只能选填一项。最高分45分,最低分0分,轻型0～15分,中型16～30分,重型31～45分。

（2）运动功能评定

1）Brunnstrom 评定。

2）Fugl-Meyer 评定。

3）改良 Ashwoth 肌张力评定。

4）偏瘫手功能评定:脑血管意外后根据手功能障碍的不同程度分为实用手、辅助手、失用手三种。

实用手:是指虽然上肢和手有功能障碍,但患手单独或与另一只手配合,保持着实用的功能。

辅助手:是指因存在上肢和手的功能障碍,患手的功能不充分,但保持着辅助另一只手的能力。

失用手:是指因存在上肢和手的功能障碍,使患手丧失了单独或辅助另一只手的功能。

采用5个动作,以评定偏瘫手属于哪一级,见表7-9-2。

表7-9-2　偏瘫手功能评定

检查动作	评定标准
① 患手固定桌上的纸，由健手剪 ② 患手持钱包悬空，让健手从中取硬币 ③ 患手悬空持张开的伞，持续10s以上 ④ 患手持指甲剪给健手剪指甲 ⑤ 患手给健手扣袖扣	残废手：不能做五个动作中的一个动作 辅助手C：只能做5个动作中的一个动作 辅助手B：只能做5个级别中的两个动作 辅助手A：能做5个级别中的三个动作 实用手B：能做5个级别中的四个动作 实用手A：能做5个级别中的五个动作

5）步行能力评定：对脑血管意外后偏瘫患者步行能力评定可采用Holden步行功能分级法，见表7-9-3。

表7-9-3　Holden步行功能分级

等　级	特　征	评定标准
0级	无功能	不能步行或需2人以上的协助
1级	需大量持续性的帮助	需要1人连续不断地帮助才能行走
2级	需少量帮助	需1人在旁以间断的接触身体的帮助行走，步行不安全
3级	需监护或言语指导	需1人在旁监护或用言语指导，但不接触身体
4级	平地上独立	在平地上独立步行，在楼梯或斜坡上行走需帮助
5级	完全独立	任何地方都能独立步行

（3）其他评定

脑卒中后患者的评定还包括感觉、反射、平衡、协调、言语功能、吞咽、认知、心理、ADL等功能方面的评定。根据患者的功能状况和特点，有针对性地选择评定内容和评定方法。

2. 脑血管意外不同阶段的康复治疗

（1）软瘫期（急性期）的康复治疗（Brunnstrom Ⅰ—Ⅱ级）

目标：预防可能出现的压疮、关节肿胀、挛缩、肌肉萎缩、下肢深静脉血栓形成、泌尿系和呼吸道的感染等；提高肌张力、诱发主动运动。

1）良肢位：仰卧位；健侧卧位；患侧卧位。

2）关节被动活动

上肢—肩胛、肩、肘、前臂、腕、手指关节。

下肢—髋、膝、踝、趾关节。

3）床上活动（持续到痉挛期继续进行，增加难度）

Bobath握手。

肩胛带活动。

上肢自助被动活动：上举控制训练、上肢侧方摆动。

翻身训练：向健侧翻身、向患侧翻身。

桥式运动（图7-9-1）。

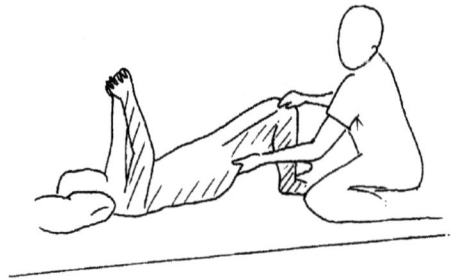

图7-9-1　桥式运动

下肢训练：屈髋屈膝训练、不同屈髋条件下屈膝、踝背屈训练、下肢控制训练、下肢负重伸展训练、髋伸展训练、髋内收外展训练、内旋外旋控制训练(分夹腿)。

床上侧方移动：健腿抬起患腿侧移，健足与肩支起臀部，臀部侧移，肩头侧移。

4) 翻身起坐训练：健侧起坐训练；患侧起坐训练；坐卧转换训练。

5) 床椅转移。

6) 正确坐姿。

7) 诱发肌张力和主动运动：电刺激、紧张性反射、联合反应、共同运动、Rood 感觉刺激

8) 理疗：功能性电刺激、气压回流(贯穿治疗全过程，后两期不赘述)

9) 中医康复治疗：针灸、推拿(贯穿治疗全过程，后两期不赘述)

(2) 痉挛期(亚急性期)的康复治疗(Brunnstrom Ⅱ—Ⅲ级)

目标：抑制异常运动模式(上肢屈肌、下肢伸肌)，诱发分离运动出现。

1) 床上治疗—抑制痉挛

躯干：患下肢屈膝、髋内旋，治疗师一手作用患肩，一手作用患膝，牵伸。

上肢：RIP 模式—卧位、坐位：肩关节外展外旋、肘关节伸展、前臂旋后、腕背伸、手指伸展。

下肢：屈髋、屈膝、踝背屈、髋内旋。

2) 坐位训练(图 7 - 9 - 2)

① 坐位三级平衡训练

一级平衡：正确坐姿(包括轮椅)。

二级平衡：重心转移(前后左右)配合旋转，行各种方向活动。

三级平衡：外力作用。

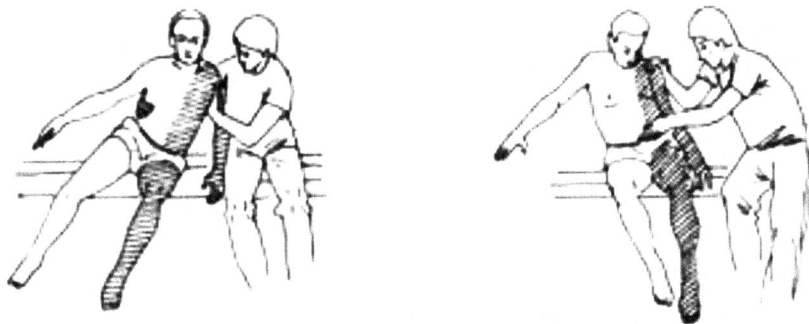

图 7 - 9 - 2　坐位平衡训练

② 坐位上肢功能训练(注意抑制异常运动模式)

患上肢负重训练。

患上肢肩肘关节运动控制训练。

前臂、腕指关节运动控制训练。

滚筒、磨沙板训练。

③ 坐位下肢功能训练(注意抑制异常运动模式)

患下肢屈髋屈膝控制训练。

踝背屈训练。

3）坐站转移训练（图 7 - 9 - 3）

① 辅助性站起；

② 主动性站起；

③ 由站位转换成坐位。

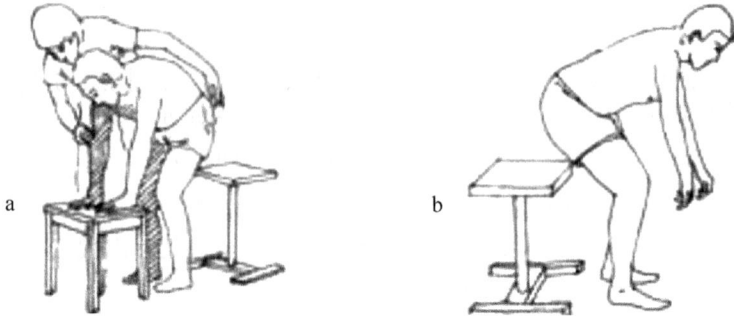

图 7 - 9 - 3　坐站转换训练

4）站立训练

① 正确站姿：正确站姿，对位对线良好，重心两侧分布均匀；

② 双下肢负重站立训练、患肢负重训练、静态负重、动态负重（平地、台阶、伸屈腿）；

③ 患下肢抬起及迈腿训练；

④ 站位三级平衡训练：

一级平衡：保持静态平衡；

二级平衡：重心转移（前后左右）配合旋转，行各种方向活动；

三级平衡：外力作用。

5）步行训练

平衡杠内防止划圈步态的分解训练：屈髋屈膝→屈髋伸膝踝背屈→伸髋下屈膝。

肩胛带和骨盆旋转训练。

摆动期骨盆向下训练（图 7 - 9 - 4）。

复杂步行训练：交叉步、倒退走、侧方迈步、交叉侧方迈步、带球走、跨障碍物走、绕 8 字走、走斜坡。

实用步行训练：室内、外独立步行。

6）作业训练：此期主要是选择适合患者的 ADL 训练：更衣训练、进食训练、个人卫生、转移训练等。

（3）恢复期的康复治疗

目的：提高肢体分离运动的控制和精细运动功能能力，提高运动速度、恢复日常生活活动能力和独立生活能力。

1）上下肢分离运动训练。

2）手功能精细运动训练。

3）上下楼梯训练。

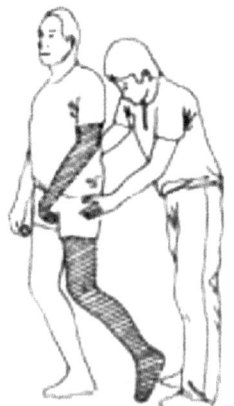

图 7 - 9 - 4　骨盆下降训练

4）作业治疗：此期是作业训练的重点，恢复生活自理、恢复工作、生产、娱乐能力。

5）减重步行训练、强制性运动疗法。

6）肌肉力量训练、辅助器具使用。

（4）后遗症期的康复治疗

目的：发挥代偿性功能训练。

手杖和助行器、轮椅的使用；使用矫形器等。

3. 针对感觉障碍、言语障碍、认知功能障碍、吞咽障碍的训练，详见相关章节。

4. 病例分析题

患者陈某，男性，65岁，因"右侧肢体活动不利1月伴言语不能"入康复科行康复治疗。既往有高血压、糖尿病、痛风等病史，各项指标控制不佳。

体检：BP 130/80mmHg，神志清，精神状况尚可。饮水呛咳，能简单对答，但言语表达欠流利，理解好，复述差，阅读书写障碍。时间、人物、地点定向可，记忆计算力下降。右侧鼻唇沟变浅，伸舌偏右，咽反射对称。右侧耸肩减弱。心肺阴性。右侧肢体腱反射消失，右侧肢体深浅感觉减退，右踝阵挛（－），右 Hoffman 征（＋），右 Babinski 征（＋）。右肩关节半脱位半横指，右肩关节被动关节活动度前屈 150°、外展 160°、外旋 30°，右髋关节被动关节活动度屈曲 120°、内旋 10°。右侧肢体肌张力低下，右上肢及手无主动运动，健侧抗阻不能诱发患侧肌肉收缩，右下肢无主动运动，健侧抗阻能诱发患侧肌肉收缩。尚未坐站，日常生活活动能力：两便能控制，进食需部分帮助，其他活动需大部分辅助。

提问：

（1）请给该患者进行全面康复评定，并记录结果。

（2）帮助患者制订康复目标。

（3）根据评定结果制订一系列康复训练计划。

（4）对患者进行健康宣教。

【注意事项】

1. 康复治疗必须以评定为依据，评定贯穿于治疗全过程。

2. 脑血管意外后主要的障碍是运动障碍即偏瘫，所以康复训练的重点放在运动功能训练。合并言语障碍、认知障碍时需要一并训练。

3. 康复治疗遵循早期介入、循序渐进、因人而异、持之以恒等原则。

【思考题】

1. 脑血管意外早期的治疗目标和方法有哪些？

2. 脑血管意外患者临床功能障碍的特点有哪些？

实训八　帕金森病的康复

【目的与要求】

1. 掌握帕金森病康复评定内容。

2. 掌握帕金森病康复目标和常用的训练内容。

【学时】

3 学时

【准备】

1. 用物准备：治疗床、体操棒、治疗凳等。
2. 患者(模特)体位舒适，情绪稳定。

【操作步骤】

1. 帕金森病的康复评定

(1) 综合评定—Horhn 分级法

1 级—身体一侧震颤、强直、运动减缓或只表现为姿势异常。

2 级—身体双侧震颤、强直、运动减缓或姿势异常。伴有或无中轴体征，如模具样面容、说话及吞咽异常。身体中轴部位尤其是颈部肌肉强直，躯干呈卷屈状，偶尔出现慌张步态及全身僵硬。

3 级—类似于 2 级提到的所有症状和体征，只是程度加重。此外，患者开始出现平衡功能的减退，且不同程度地开始影响日常活动能力，但仍完全独立。常用的平衡检查方法，是患者在静态站立位下突然被他人向后拉，正常人仍能在原地保持平衡或最多向后退 1～2 步，而此期患者不能保持原位，并向后退 2 步以上。

4 级—患者的日常活动即使在其努力下也需要部分、甚至全部的帮助。

5 级—患者需借助轮椅或被限制在床上。

(2) 躯体功能评定(参见相关章节)

1) 关节活动度评定。

2) 肌张力评定。

3) 平衡能力评定。

4) 步行能力评定。

(3) 日常生活活动能力评定

(4) 认知功能评定

(5) 心理功能评定

(6) 吞咽功能评定，使用洼田饮水试验进行评定

2. 帕金森病的康复治疗(运动疗法)

(1) 松弛训练

1) 头下肢反向运动：仰卧位，屈髋屈膝，双手自然交叉置于上腹部，头和下肢相反运动；或肩外展，肘屈曲，屈髋屈膝，左上肢外旋，右上肢内旋，头转向左侧，双膝转向右侧，复原位后相反运动。

2) 腰部旋转运动：仰卧屈膝，双下肢保持不动，上半身左右旋转。

3) 肩胸骨盆分离运动，侧卧位，骨盆不动，肩胸转动；肩胸不动，骨盆转动

注意事项：① 开始时要缓慢，转动时要有节奏；② 从被动转动到主动转动；③ 从小范围转动到全范围转动；④ 转动时使患者没有牵拉的感觉，而只有松弛的感觉。

（2）关节活动度训练：是每天不可缺少的项目，全身各个关节主动训练为主—伸髋屈膝。

（3）姿势训练：使用体棒操在坐位和立位时行：上举、后伸、上提、棒肩上左右滑动。

（4）平衡训练

1）坐位平衡：前后左右抛接球；坐站转换：防止跌坐；

2）站位平衡：平衡板、单腿立、走一字。

（5）协调往复训练

1）同时前伸右上肢、左下肢，复原位；反向、反复进行；

2）俯卧两膝交替屈伸；

3）上下肢反向运动：侧方、上下；

4）反向击掌；

5）上肢反向翻转。

（6）步态训练：原地踏步、视觉、听觉、摆臂、转弯。

（7）其他训练：面肌训练：皱眉、闭眼、鼓腮、露齿、咧嘴；呼吸训练：缩唇呼吸，吹气。

3. 病例分析

患者，郭某，男，65 岁。

主诉：双侧肢体震颤 6 年。

现病史：患者 6 年前无明显诱因出现双侧肢体震颤，上肢震颤明显，右侧重于左侧，就诊于当地医院，诊断为"帕金森病"，给予安坦、金刚烷胺，效果尚可。未行康复治疗。后病情逐渐进展，双侧肢体僵硬，震颤较前严重。加服美多巴，现患者双侧肢体震颤症状严重，活动不便，为进一步康复治疗入院。

查体：体温 36.5℃，脉搏 84/min，呼吸 20 次/min，血压 150/90mmHg，发育正常，营养中等，精神好，神志清，言语少，能简单对答，口齿欠清，双侧眼球活动受限，双侧瞳孔等大等圆，直径约为 3mm，对光反射灵敏。面部表情较少。四肢静止性震颤，扶持下坐站，步行需扶持，右侧上肢肌张力齿轮样增高，其余肢体肌张力铅管样增高。

初步诊断：帕金森病。

1. 根据病史说出康复评定内容；

2. 列出康复治疗措施。

【注意事项】

1. 在训练时应随时抑制不正常的运动模式，学会正常的运动模式。

2. 治疗师对病人的运动模式首先要观察与分析，并向病人指出不正常之处，并嘱病人努力抑制。

3. 一般通过简单的正常动作进行大量的重复训练，从而让病人重新学会正常的运动方式。

4. 要充分利用病人的视、听反馈来帮助训练，鼓励病人积极主动地参与治疗。

5. 训练中避免疲劳和疼痛，避免抗阻运动。

【思考题】

1. 帕金森病临床四大表现是什么？

2. 帕金森病康复治疗的注意事项有哪些？

实训九 周围神经损伤的康复

【目的与要求】

1. 掌握常见周围神经损伤的临床特点。
2. 掌握周围神经损伤的康复评定内容
3. 掌握周围神经损伤的康复治疗方法。

【学时】

3 学时

【准备】

1. 用物准备：电体操仪、肌力训练仪、沙袋、哑铃、治疗床、治疗凳等。
2. 患者(模特)体位舒适,情绪稳定,充分配合。

【操作步骤】

1. 周围神经损伤的康复评定

(1) 损伤程度的评定：神经失用(neurapraxia)；轴突断裂(axonotmesis)；神经断裂(neurotmesis),见表 7 - 9 - 1。

表 7 - 9 - 1　周围神经损伤程度的评定

损伤类型	轴突断裂	髓鞘内膜连续性	沃勒变性	临床表现	电刺激反应	恢复时间
神经失用	无	存在	无	肌瘫、无萎缩痛觉迟钝、自主神经功能存在	类似正常	完全少于 3 月
轴突断裂	有	存在	有	肌瘫、肌萎缩、感觉丧失、自主神经功能损害	变性反应	可恢复,慢、数月至 1 年
神经断裂	有完全	断裂完全	有	同上	无反应	需手术恢复、恢复不完全,时间长

(2) 肌力评定：手法肌力检查(MMT)。
(3) 关节活动度(ROM)：量角器测定法,测量患肢各关节各轴位运动的范围。
(4) 反射(深、浅、病理)、感觉(深、浅、复合)。
(5) 其他：患肢周径的测定、步态、姿势、ADL 等。
(6) 自主神经功能评定：发汗试验。
(7) 神经电生理：直流感应电测定;强度时间曲线;肌电图;神经传导速度。

2. 周围神经损伤的康复治疗

(1) 防治并发症

1) 针对肿胀：抬高患肢、弹力绷带压迫、对患肢进行向心性推拿、冰敷、受累肢体的被动活动、各种理疗如短波、超短波、激光、红外线等来改善血液循环，促进水肿和积液的的吸收。

2) 针对挛缩：早期对受累肢体做各关节的被动活动，每天至少一次，以保持受累各关节的正常关节活动度。对垂腕、垂足应使用夹板将腕关节固定于功能位、踝关节背屈90°位。

3) 由于受累肢体的感觉缺失，易继发外伤，应注意对受累部位的保护。若出现外伤，应选择适当的物理因子进行理疗，以促进伤口愈合。

(2) 维持神经营养、促进神经再生

1) 早期使用神经营养药如神经节苷酯、甲钴胺等。

2) 早期可使用超短波、紫外线、激光、红外线等理疗，促进炎症、水肿消退、改善组织营养状况。

3) 周围神经病损后，肌肉完全瘫痪，采用电针、神经肌肉电刺激等以保持肌肉质量，迎接神经再支配；若肌肉有微弱收缩时，采用肌电生物反馈疗法以帮助恢复肌力。

(3) 增强肌力，改善关节活动度，促进运动功能的恢复

1) 肌力0-1级时，行被动运动、神经肌肉电刺激、神经冲动传递训练、推拿、肌电生物反馈、助力运动等。

2) 肌力2-3级时，行助力运动、主动运动、电刺激及器械运动，随着肌力的增强，逐渐减少辅助量。

3) 肌力3-4级时，行渐进抗阻肌力训练、同时进行速度、耐力、灵敏度、协调与平衡的训练。

(4) 促进感觉功能的恢复

1) 对有麻木等异常感觉者可采用直流电离子导入疗法、低频电疗法、针灸等治疗。

2) 对实体感缺失者，指尖感觉有所恢复时，在布袋中放入各种物体(如钥匙、手表等)或用质地不同的布料卷成的不同圆柱体，用患手探拿以训练实体感觉。

3) 可轻拍、轻擦、叩击、冲洗患部增加感觉刺激。

【注意事项】

1. 在等待肌肉功能恢复期间不要使用代偿性运动训练，防止过用或误用综合征。

2. 伴有感觉功能障碍时要防止皮肤损害。

3. 任何情况下都不做过伸动作。

4. 训练要适度，不可过分疲劳。

【思考题】

1. 周围神经损伤的临床表现有哪些?

2. 分别说出尺神经、桡神经、正中神经、腓总神经损伤的临床特点。

实训十　脊髓损伤康复

【目的与要求】

1. 掌握脊髓损伤患者康复评定的内容。
2. 掌握脊髓损伤患者康复治疗方法。

【学时】

3 学时

【准备】

1. 用物准备：治疗床、腋杖、轮椅、棉签、大头针等。
2. 患者(模特)体位舒适,情绪稳定,充分暴露测量部位。

【操作步骤】

1. 脊髓损伤的康复评定
(1) 损伤平面的评定。
(2) 损伤程度的评定。
(3) 预后的判定。
(4) ADL 能力的评定。
(5) 其他评定：对脊髓损伤患者的全面评定要包括关节活动度、反射、平衡、肌张力、内脏功能、心理功能、并发症等方面的评定(方法可参见本教材相关章节)。根据患者的功能状况和特点,有针对性地选择评定内容和评定方法。
2. 脊髓损伤的康复治疗
(1) 急性期的康复
1) 正确体位的摆放：仰卧位;侧卧位。
2) 呼吸训练：

压迫辅助呼气训练：治疗师要用单手或双手在上腹部施加压力,在呼气接近结束时突然松手,以代替腹肌的功能,帮助患者完成有效的呼气。

上肢上举呼吸训练：治疗师把一只手和前臂放在患者肋弓上方,用力下压固定胸廓,注意不要压肋弓缘。让患者把双上肢举过头顶,同时进行深吸气,双上肢向下移动时,呼气。如不能进行上肢主动运动的患者,进行被动上举上肢的呼吸训练。为提高患者肺活量,延长呼气时间,提高呼吸肌肌力,可设计多种多样的主动呼吸训练的方法,如吹蜡烛游戏、吹球等。

排痰训练：① 叩击排痰法：治疗师双手五指并拢,并稍屈曲呈杯状,叩击患者胸部、背部,使痰液松动易于排出体外。② 振动法：治疗师双手置于患者的肋缘,在患者进行深呼气时双手振动,使粘在气管壁上的痰松动并排出。

3）被动运动：每个肢体活动 5min，操作要轻柔、缓慢而有节奏。从近端到远端运动全身每一个关节。每个关节均做全运动方向的最大活动范围的运动。有痉挛者，应缓解痉挛后再做被动运动

4）增强肌力训练：

上肢肌力的训练：可用拉力器、哑铃等器械进行上肢肌力增强训练，如手指抓握能力差，可将沙袋绑在腕或前臂的远端进行肱二头肌、肱三头肌及前臂肌的训练。

躯干残存肌力训练：① 增强腹肌：取仰卧位，治疗师一手固定右侧骨盆，使病人向左侧旋转。② 增强腰背肌：取俯卧位，治疗师双手放在患者肩部，抵抗患者伸展躯干的运动。

（2）中后期的康复

1）垫上训练：

① 翻身训练：颈 6 损伤患者只能利用上肢甩动所引起的惯性翻身。颈 7 损伤患者利用腕关节残存肌力翻身。胸腰段损伤患者的翻身训练直接利用上肢肘和手的支撑向一侧翻身。

② 坐起训练：颈 6 以下完全损伤患者坐起方法：向左侧翻身；左肘支撑；双肘支撑；先左肘支撑，使右肘伸展支撑；右上肢支撑后，左上肢支撑完成起坐动作。躺下的步骤：先右侧肘屈曲，变成肘支撑体重；后左侧肘屈曲，变成双肘支撑体重躺平。胸 10 以下损伤患者上肢完全正常，坐起动作的完成要比颈髓损伤者容易。患者先向右侧翻身，然后用双肘支撑，接着双手交替支撑向前并逐渐伸直，完成坐起动作。

③ 长坐位平衡训练：患者保持长坐位，一手支撑，另一手抬起保持平衡。双手抬起保持平衡，后方有治疗师保护。治疗师与患者做接、投球练习，训练患者长坐位动态平衡。

④ 长坐位的支撑训练：支撑向前方移动；支撑向左移动；支撑向右移动；床边/轮椅坐位平衡训练：双手支撑、单手支撑、双上肢抬起的坐位平衡训练、动态平衡（坐位抛接球训练）。

2）转移动作训练：

① 床—轮椅：两人转移四肢瘫的患者、一人转移四肢瘫的患者法、利用滑板转移、利用上方吊环转移、直角转移、侧方转移、平行转移。

② 轮椅—坐便器转移：侧方转移、前方转移。

3）站立训练：

① 起立床站立训练。

② 平行杠内站立位训练：骨盆侧面倾斜训练；双脚离地面的骨盆控制训练；躯干抵抗性训练。

③ 平行杠内站立训练。

4）行走训练：

① 平行杠中步行训练：

摆至步训练：摆至步是最简单、最安全稳定的一种步法。

摆过步训练：摆过步是一种最快、最实用的步法，需要较高的平衡技能。

四点步态 ：这种步法最稳定，动作也最复杂。四点步行有利于患者在有限的空间中完成转身和各种操作动作。只有具备一定步行能力的患者才能掌握拐杖四点步行。

② 助行器行走训练。

③ 拐杖行走训练。

5）上、下阶梯训练：上下阶梯需要有良好的腹肌功能。

① 从前方上阶梯。

② 后退上阶梯（以一侧扶手一侧拐杖为例）。

③ 下阶梯。

④ 安全跌倒和重新爬起训练。

6）轮椅技巧训练：

① 后轮行驶：包括三个基本动作：靠后轮着地，使轮椅翘起；保持轮椅后轮平衡；轮平衡时行进和旋转动作。

② 轮椅行走：

上路沿动作：靠后轮支撑，使前轮翘起；向前驱动轮椅，使前轮跨上路沿；身体前倾，用力向前驱动轮椅，使后轮也越过路沿。

下路沿动作：将轮椅后轮靠近路沿，身体尽量前倾，慢慢向后倒退；把后轮和前轮依次转到路沿下面。

3. 病例分析

患者女，32岁，因车祸致四肢活动障碍2月余入康复科治疗。

体检：神志清，精神可，言语流利，对答切题，心肺阴性，球海绵体反射阳性，肛黏膜反射阴性，肛门指诊反射阴性，左侧肘关节外侧感觉正常，前臂、手、肘内侧感觉消失；右侧臂及拇指处有感觉，其余四指感觉消失；左侧上肢肱二头肌肌力4级，腕伸肌肌力3级，肱三头肌肌力1级，各手指没有主动运动；右侧肱二头肌肌力5级，腕伸肌肌力4级，肱三头肌肌力3级，指屈肌肌力1级，手指不能外展。躯干及双下肢感觉障碍，双下肢肌力0级。大小便不能控制。不能坐位及站立。

问：

（1）从康复医学角度，需对患者进行哪些功能评定？

（2）该患者脊髓损伤程度评定为几级？

（3）请问该患者运动平面、感觉平面？

（4）为该患者制订康复训练计划。

【注意事项】

1. 脊髓损伤患者的康复治疗计划不是千篇一律，要根据患者的功能状况来确定。

2. 康复治疗的实施要以评定为依据。

3. 几乎所有脊髓损伤患者都伴有心理障碍，在康复治疗过程中要予以关注。

4. 预后与损伤的平面和程度密切相关，一旦平面和损伤程度确立，预后也可初步确立，但不是绝对的。

5. 脊髓损伤的康复治疗是持续终生的康复，必须持之以恒。

【思考题】

1. 脊髓损伤的主要康复问题有哪些？如何处理？

2. 脊髓损伤完全与不完全的判断依据是什么？

实训十一　脑外伤的康复

【目的与要求】

1. 掌握脑外伤的临床特点。
2. 掌握脑外伤的康复评定内容。
3. 掌握脑外伤的康复治疗方法。

【学时】

3 学时

【准备】

1. 用物准备：GCS 量表、GOAT 量表、认知训练用卡片、物品等。
2. 患者(模特)体位舒适,情绪稳定,充分配合。

【操作步骤】

1. 脑外伤的康复评定(详见康复功能评定技能)

(1) 损伤严重程度的评定 GCS 昏迷量表评定;GOAT 评定。

(2) 简明精神状态(MMSE)的评定。

(3) 记忆功能评定。

1) 近记忆评定

① 在患者面前摆放物件若干,如钢笔、书、笔记本、茶杯、钥匙等,辨认一遍后撤除,让患者回忆。仅能记住 1~2 个提示记忆障碍。

② 让受试者大声读:"鸡蛋、跑道、堡垒、牙痛、婴儿、溶岩、纯粹、选举、剥夺"等单词并记住,挪开字卡后回忆,记下正确的,提醒遗漏的,然后重试直到一次全部记住,正常人 6 次就能记住,超过 6 次还没有记住提示记忆障碍。

2) 远记忆评定——采用韦氏记忆量表

个人经历:请问你的出生地在哪儿?

时间空间(定向):现在在什么地方? 什么时间?

图片回忆:出示图片 1min,30s 后说出图片内容。

视觉再生:出示图片,30s 后画出来(图 7-11-1)

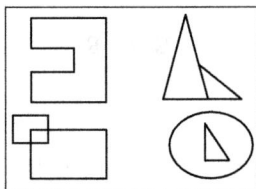

图 7-11-1　视觉再生

（4）注意能力评定

1）视跟踪；

2）视辨认—划消字母测试；

3）听辨认；

4）背诵数字—少于 5 个为异常。

（5）思维能力评定

1）找规律；

2）组词成句；

3）归类、填写反义词、解释成语。

（6）感知觉评定

1）失认症评定

① 单侧忽略：Albert 划消实验、线段二等分法；

② 视觉失认：物体、颜色、形状。

2）失用症评定

① 结构失用：画平面或立体图形、搭积木；

② 意念运动失用：完成简单动作(敬礼)或使用物品(火柴)(徒手、模仿)；

③ 意念性失用：让患者完成一个连续动作(包信封、沏茶、刷牙等)(徒手、模仿)。

（7）其他评定：行为评定、言语功能评定、运动功能评定、情绪情感评定、ADL 评定

（8）结局和预后的评定

2. 脑外伤的康复治疗

（1）早期康复治疗

一般常规处理：同脑卒中偏瘫卧床期：良姿位摆放、被动关节活动、理疗、高压氧等。

促醒治疗：各种刺激。

（2）恢复期治疗

1）针对认知障碍康复训练

① 记忆力训练：视觉记忆、地图作业、PQRST 法；

② 注意力训练：猜测作业、删除作业、时间作业、顺序作业；

```
AEIKNRUNPOEFBDHRSCOXRPGEAEIKNRUNPB
BDHEUWSTRFHEAFRTOLRJEMOEBDHEUWSTRT
NOSRVXTPEBDHPTSIJFLRFENOONOSRVXTPE
GLPTYTRIBEDMRGKEDLPQFZRXGLPTYTRIBS
HMEBGRDEINRSVLERFGOSEHCBRHMEBGRDEI

                E & R
```

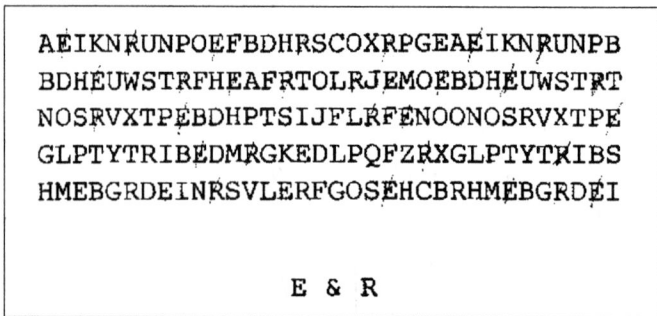

图 7-11-2　删除试验

③ 思维能力训练：排列组合、归类、推理、分析、概括、综合、比较、抽象等；

④ 失认症治疗：颜色、物品、相貌、触觉—命名、匹配、辨别(反复多次特定感觉刺激)；

⑤ 失用症治疗：分解动作、组合动作、反复强化。

2）针对行为障碍康复治疗

3）针对语言障碍康复治疗

4）针对运动障碍康复治疗

（3）后遗症期治疗

1）ADL 训练

2）矫形支具和轮椅训练

3）强化认知言语功能训练

4）复职前训练

3. 病例讨论

（1）病例 1

患者，男，35 岁，车祸致头部外伤、昏迷入院，行头颅 CT 示：脑挫裂伤、颅内血肿，在脑外科行"开颅血肿清除术"，术后一周患者仍浅昏迷，生命体征稳定。

请为患者选择康复评定内容及制订康复目标。

（2）病例 2

患者，女，45 岁，高处坠落致头部外伤，在脑外科进行对症支持治疗后遗留运动、言语、认知等功能障碍，现病程 1 月余。

请讨论该患者的康复评定内容、康复治疗目标和内容。

【注意事项】

1. 脑外伤患者意识障碍时，无法进行认知功能训练。

2. 康复治疗的实施要以评定为依据。

3. 有行为障碍患者，在康复治疗过程中要注意患者攻击行为，避免伤害。

【思考题】

1. 脑外伤患者评定的重点在哪些方面？

2. 脑外伤患者的主要康复问题有哪些？如何处理？

（徐琳峰　沈　晴　李厥宝）

附录 卫生部《康复治疗专业技术人才准入标准》

卫生部科教司关于对主要卫生技术岗位高职人才基本标准征求意见的通知

各省、自治区、直辖市卫生厅局：

　　为制订我国卫生高等职业教育改革与发展规划，促进卫生高等职业教育健康发展，我司组织有关专家开展了护理、药学、康复治疗技术、医学影像技术等主要专业岗位任务分析和需求预测研究，并在此基础上，结合卫生行业人才准入的要求，制订了《主要卫生技术岗位高职人才基本标准》(征求意见稿)。现印发你们，请组织各专业岗位实践一线、学校教学、管理等方面人员认真研究，提出修改意见，务必于10月10日前将修改意见反馈我司规划处。

　　附件：主要卫生技术岗位高职人才基本标准

卫生部科教司

2003 年 9 月 1 日

康复治疗专业技术人才准入标准(康复治疗师)

一、概述

　　康复治疗师是在康复医疗机构工作、为患者进行康复治疗的专业技术人员。康复治疗师的主要职责是在综合的康复治疗中，为患者进行物理治疗和作业治疗，促进其康复。主要任务为使用身体运动和各种物理因子(电、光、热、冷、水、磁、力等)作为治疗手段，进行神经肌肉和骨关节运动功能的评估与治疗训练以及减轻疼痛；又用日常生活活动训练、手工艺治疗、认知训练等作业治疗手段对患者进行细致功能、认知功能、家居及社会生活能力等的评估和治疗训练，促进身心康复，重返社会，改善生活质量。

　　康复治疗师属医学相关领域专业技术人才，不属医师范畴。

二、学历要求

　　要求大学康复治疗专业专科以上(含大专)毕业，取得相应的高等教育毕业文凭。大专学历应为高中毕业后经过大学本专业的专科（三年制）学历教育；大学本科学历应为高中毕业后经过大学本科本专业（四年制）学历教育，取得理学士学位。

三、人文素质

1. 具有正确的专业思想。对本专业的性质、作用和价值有较明确和深刻的认识，愿意以专业知识和技能为人民服务，提高群众的健康水平，促进患者康复。

2. 具有人文关怀精神。遵守行业的道德行为规范，有良好的医患关系。

3. 具有务实、严谨的科学态度。对工作负责，有计划有条理，精益求精，对人对事正直、诚实。

4. 具有良好的心理素质。

对患者有同情心和耐心，充分理解患者的痛苦和困难，设法帮助改善；新生患者，鼓励其充分发挥潜能，促进康复。

对工作中的困难和问题有创新精神。为解决康复治疗中的难题不断钻研，进行技术革新。

对集体和同事有敬业乐群精神。能与同事合作共事，发挥团队协作精神。

5. 具有较强的法纪意识。遵纪守法，能遵守有关医疗工作及康复治疗有关制度和法规。

四、理论知识

1. 具有本专业基础学科的基本理论知识（人体解剖学、运动学、生理学、人类生长与发育等）。

2. 具有康复医学及现代康复治疗学的基本理论知识，并且较系统和深入地掌握物理治疗学和作业治疗学的基本理论。

3. 具有与康复治疗有关的神经科、骨科的一些疾病的临床基本知识。

4. 具有中医理论的基本知识，较系统地掌握中医康复治疗（如推拿和中医手法、针灸、太极拳等）的基本理论。

5. 具有语言治疗学、心理治疗学、假肢及矫形器应用等的基本知识。

6. 具有社会医学、医学伦理学、残疾学的基本知识。

7. 具有与运动功能障碍、日常生活活动障碍、认知障碍等有关的功能评定的基本理论知识。

8. 具有一门外语知识及医用统计学、计算机应用等基本知识。

9. 具有相关的医学法规和政策或行政指引的知识。熟悉《医疗机构管理条例》、《医疗事故处理条例》、《综合医院康复医学科管理规范》等法规或行业指引。

五、专业技能

（一）物理治疗方面的技术能力

1. 能进行肢体运动功能评估，如肌力、肌张力、肌肉柔韧性、关节运动范围、平衡能力、体位转移能力、步行能力和步态以及身体姿势等的评估，并根据评估结果，制订功能训练计划。

2. 能指导患者进行增强肌肉力量和耐力的练习。

3. 能指导患者进行增大关节运动范围的练习。

4. 能指导患者进行步行训练(包括徒手、利用假肢、矫形器、辅助器具等),提高步行能力,改善步态。

5. 能指导患者进行各种医疗体操、矫正体操,防治神经肌肉和骨关节的功能障碍及身体姿势异常。

6. 能为患者进行手法治疗、推拿按摩治疗及牵引治疗。

7. 能指导患者进行有氧运动,如健身步行、健身跑、功率自行车或步行机练习、改善心肺功能、调整精神状态、增强体质。

8. 能指导患者进行中国传统运动疗法,如太极拳、八段锦、保健按摩、松静疗法等。

9. 能为患者进行物理因子治疗,如电疗、热疗、冷疗、光疗、水疗、磁疗等以及中医某些传统的外治理疗法,治疗疼痛、局部肿胀及其他病症。

10. 能为患者进行有关保持和发展身体运动功能的保健康复宣传教育。

(二) 作业治疗方面的技术能力

1. 能进行有关日常作业能力的评估,如日常生活活动能力、认知能力、职业能力及社会生活能力等的评估,并根据评估结果制订作业治疗计划。

2. 能指导患者进行日常生活活动训练,改善日常生活自理能力。

3. 能指导患者进行感知觉训练。

4. 能指导患者进行手功能训练,改善手的细致的、协调的、灵巧的功能性活动能力。

5. 能指导患者使用生活辅助器具、轮椅、假手、矫形支具及其他辅助性用品用具等,补偿或扩展活动功能。

6. 能指导患者进行认知康复训练。

7. 能指导患者利用"工作简化法"和"体能节省法"善用身体剩余功能,防止劳损和过劳。

8. 能指导患者进行手工制作治疗(陶塑、纺织等),改善手功能及调整心理状态。

9. 能指导患者进行文娱治疗、音乐治疗、书法绘画等艺术治疗,调整精神及心理状态。

10. 能指导患者进行一些职业性的活动练习(如机件组装、电脑操作、办公室文秘工作)。

11. 能指导患者对家居建筑、设施、住所条件等有不适合残疾情况者进行必要的调整。

12. 能对患者进行有关改善日常生活作业能力,提高生活质量的保健康复宣传教育。

(三) 其他康复治疗方面的技术能力

1. 能对失语症、呐吃患者进行简单的语言训练。

2. 能对患者进行简单的心理治疗。

3. 能配合假肢和矫形器专业人员,指导患者使用假肢和矫形器并进行相应的训练。

4. 具有一定的指导社区康复工作的能力。

六、相关能力

1. 有较好的语言沟通技巧。能倾听别人意见,并有效地表达个人意见,进行交流讨论、启发教育或征询意见。

2. 有较好的社会工作能力。

(1) 能关心患者的全面康复,结合岗位任务,发挥相当于一个社会工作者的作用,帮助患者重返社会。

(2) 关心患者的社区康复和家庭康复,注意收集有关的社会信息指导患者康复。

(3) 对社会上各类康复资源中心有所了解,能及时介绍患者取得资源中心的帮助。

3. 有一定的组织管理能力。工作有计划、有条理,懂得有序地安排患者的康复治疗、组织患者小组的康复治疗活动,并在其他相关的管理工作方面具有一定的能力。

4. 有一定的教学辅导和参与科研的能力。懂得如何示范治疗操作和进行讲解;懂得康复治疗临床实用性研究的基本方法,能在指导下协助收集资料,进行试验性治疗等。

附：关于康复治疗专业技术人才准入标准编订的解释及说明

一、拟订《标准》的意义和重要性

康复医学是一门新兴的学科。近 20 年来,该学科在我国迅速发展,对伤病残疾患者的康复治疗服务正在我国各地逐渐普及,而患者的身心功能康复需要有大批康复治疗技术人员施行各种康复治疗。据最近所做的一项关于人才需求预测研究,我国康复治疗师的需求量至 2005 年约为 4 万人,至 2010 年约为 6 万人,而目前我国仅有 5000 名经过系统训练的康复治疗师,数量和质量远远落后于康复医疗实际的需要。

鉴于康复医疗工作对提高人民的健康水平和生活质量、全面建设小康社会有密切的关系,应当十分重视康复治疗专业人才的培养和使用,在这方面,目前还存在着:① 培养目标、专业人才标准不规范,严重影响培养质量;② 缺乏康复治疗专业岗位准入标准,各用人单位理解和掌握不一致,康复治疗人员的素质和条件没有保证,影响康复治疗质量。

因此,拟订康复治疗专业技术人才准入标准是当前发展康复治疗事业和推动康复治疗专业教育规范化建设的一个关键性措施,十分必要。

二、拟订《标准》的依据

1. 以国家卫生部颁布的《综合医院康复医学科管理规范》和国家卫生部医政司主编的《中国康复医学诊疗规范》中对康复治疗技术的要求。

2. 参考国际惯例和标准,即国际康复治疗行业协会及一些国家人才资源管理部门对物理治疗师、作业治疗师执业聘用(准入)的基本要求和职责,使人才培养、人才能力做到基本上与国际接轨。

3. 可行性:根据我国目前有代表性的大学康复治疗专业人才培养的标准,康复医疗机构康复治疗师现有的素质和能力作为起点,经过努力,加以提高和完善,就可符合本标准的要求。

三、关于康复治疗师的称谓

1. 为什么不叫"康复治疗技师"而称为"康复治疗师"?

(1) 据国际规范性称谓,负责进行康复治疗的专业人员,都称为 therapist(翻译为治疗师),而不是 technician(技师)。因此,称为"康复治疗师",可与国际接轨,方便沟通和交流。

（2）康复治疗专业人员，并不是只进行仪器操作技术，或执行某些检查诊断性技术，而是为患者进行治疗的专业人员，故称为康复治疗师较合适。

2. 为什么不叫"物理治疗师"、"作业治疗师"？

由于我国各地绝大多数康复医疗机构还未把康复治疗专业人员作出专门分工，即一些人专做物理治疗，另一些人专做作业治疗。实际情况是，由于人力所限和经费所限，我国的康复治疗人员绝大多数是既做物理治疗，也根据需要兼做一些作业治疗，所以称为"康复治疗师"比较符合现阶段我国实际情况，而且也符合目前教育部专业目录所列名称，即"康复治疗专业"，而不是"物理治疗专业"、"作业治疗专业"。

四、关于学历要求

目前国外康复治疗专业教育，大多数为大学本科（四年）学制，毕业授予理学士学位。少数暂仍为大学专科（三年）学制。

对康复治疗师的岗位来说，大专以上学历的要求是必要的，并不算高，因为（1）康复治疗的理论、方法、技术及其运用需要有大专以上的教育和培训才能好好掌握；（2）康复治疗这项专业工作社会性很强，要求治疗人员在个性上、心理上比较成熟，社会生活要稍有阅历，不能太嫩或幼稚。如果只有中专学历，中专毕业就走上康复治疗岗位，势必无法胜任工作。

五、康复治疗专业人才标准的几个特点

1. 理论与操作：强调技术操作能力，但也要有一定理论知识。

2. 技术能力与人文素质：强调既要有熟练的技术，更要有良好的人文素质，体现人文关怀精神、正确的认识和态度。

3. 基础与发展：强调要有良好的技术能力基础，首先能满足日常康复治疗技术工作的要求，至于关系到今后进一步发展的有关能力的培养（如科研、教学、管理），在校时也应学会一些，但不必要求太高、太多，上述有关进一步发展所需的能力，上岗后还可通过继续教育加以提高。

4. 一专与多能：康复治疗师在康复治疗技术上应当是多能的（既会物理治疗，又会作业治疗，也能做一点语言治疗、心理治疗）。但应有一专，一般来说，应专在物理治疗上，有的（少数）根据需要，所期定向培养，也可以专在作业治疗上。

5. 独立与协作：既要求有独立工作能力，也要求有团队精神，善于与其他专业人员协作，以及善于利用社会上的可用的资源，帮助病人得到全面康复。

六、建议

1. 由政府部门与相关学会一起，或由政府委托学会，建立康复治疗专业人员准入的考核、登记、注册制度或机制，以便落实人才标准，按人才准入标准办事。

2. 专业人才准入标准希望能得到政府各有关部门（如人事部、劳动部、教育部等）的审核认可，尤其是职业称谓（如本专业的"康复治疗师"）上的审核认可。